国家出版基金项目
NATIONAL PUBLICATION FOUNDATION

肖正安

川派中医药名家系列丛书

常克 肖量 主编

U0335117

中国中医药出版社

·北 京·

图书在版编目（CIP）数据

川派中医药名家系列丛书.肖正安/常克，肖量主编.—北京：中国中医药出版社，2018.12（2021.5 重印）

ISBN 978-7-5132-5010-8

Ⅰ.①川…　Ⅱ.①常…　②肖…　Ⅲ.①肖正安（1928-2011）—生平事迹 ②中医儿科学—中医临床—经验—中国—现代　Ⅳ.① K826.2 ② R272

中国版本图书馆 CIP 数据核字（2018）第 108585 号

中国中医药出版社出版

北京经济技术开发区科创十三街 31 号院二区 8 号楼
邮政编码　100176
传真　010-64405721
廊坊市祥丰印刷有限公司印刷
各地新华书店经销

开本 710×1000　1/16　印张 13.5　彩插 0.5　字数 231 千字
2018 年 12 月第 1 版　2021 年 5 月第 2 次印刷
书号　ISBN 978 - 7 - 5132 - 5010 - 8

定价　59.00 元
网址　www.cptcm.com

社 长 热 线　010-64405720
购 书 热 线　010-89535836
维 权 打 假　010-64405753

微信服务号　zgzyycbs
微商城网址　https://kdt.im/LIdUGr
官 方 微 博　http://e.weibo.com/cptcm
天猫旗舰店网址　https://zgzyycbs.tmall.com

如有印装质量问题请与本社出版部联系（010-64405510）

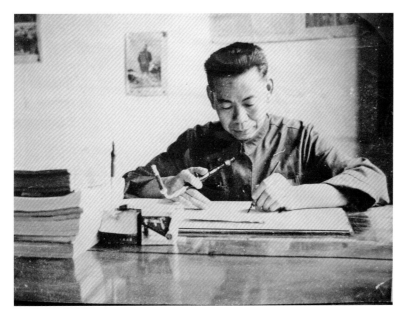

肖正安撰写论文

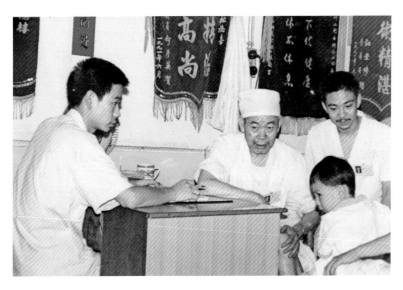

肖正安在门诊工作（左右为肖正安两子）

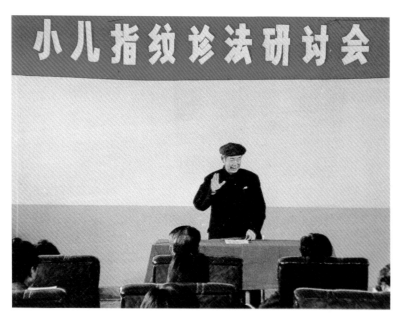

肖正安在"小儿指纹诊法研讨会"上

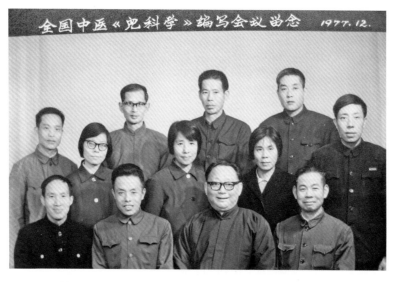

肖正安（前排右一）在1977年的全国《中医儿科学》
编写会议上与专家合影

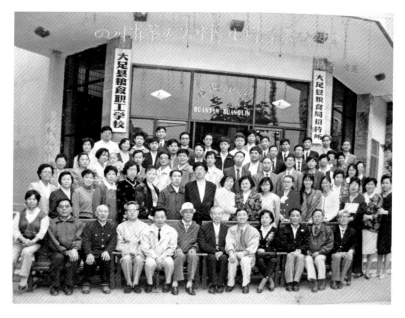

肖正安（前排左七）在四川省第五次中医儿科
学术研讨会上与参会人员合影

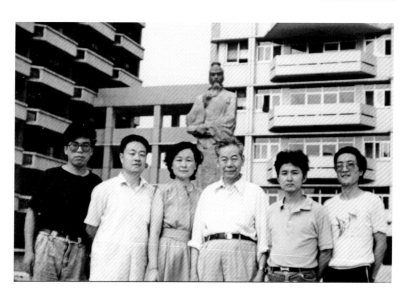

肖正安（左四）与研究生合影

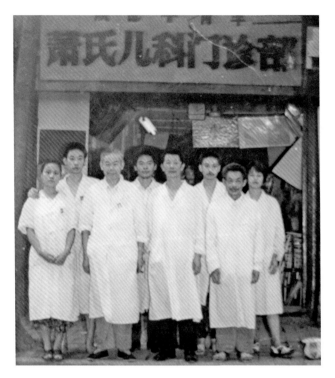

肖正安（前排左二）退休后兴办肖氏儿科诊所

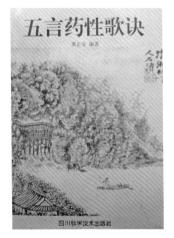

肖正安编著的《五言药性
歌诀》（翠林版）

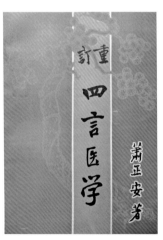

肖正安编著的
《四言医学》

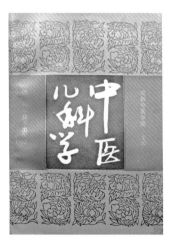

肖正安编著的
《中医儿科学》（蓝黑版）

总序—————加强文化建设，唱响川派中医

四川，雄居我国西南，古称巴蜀，成都平原自古就有天府之国的美誉，天府之土，沃野千里，物华天宝，人杰地灵。

四川号称"中医之乡、中药之库"，巴蜀自古出名医、产中药，据历史文献记载，自汉代至明清，见诸文献记载的四川医家有 1000 余人，川派中医药影响医坛 2000 多年，历久弥新；川产道地药材享誉国内外，业内素有"无川（药）不成方"的赞誉。

医派纷呈　源远流长

经过特殊的自然、社会、文化的长期浸润和积淀，四川历朝历代名医辈出，学术繁荣，医派纷呈，源远流长。

汉代以涪翁、程高、郭玉为代表的四川医家，奠定了古蜀针灸学派。郭玉为涪翁弟子，曾任汉代太医丞。涪翁为四川绵阳人，曾撰著《针经》，开巴蜀针灸先河，影响深远。1993 年，在四川绵阳双包山汉墓出土了最早的汉代针灸经脉漆人；2013 年，在成都老官山再次出土了汉代针灸漆人和 920 支医简，带有"心""肺"等线刻小字的人体经穴髹漆人像是我国考古史上首次发现，应是迄今

我国发现的最早、最完整的经穴人体医学模型，其精美程度令人咋舌！又一次证明了针灸学派在巴蜀的渊源和影响。

四川山清水秀，名山大川遍布。道教的发祥地青城山、鹤鸣山就坐落在成都市。青城山、鹤鸣山是中国的道教名山，是中国道教的发源地之一，自东汉以来历经2000多年，不仅传授道家的思想，道医的学术思想也因此启蒙产生。道家注重炼丹和养生，历代蜀医多受其影响，一些道家也兼行医术，如晋代蜀医李常在、李八百，宋代皇甫坦，以及明代著名医家韩懋（号飞霞道人）等，可见丹道医学在四川影响深远。

川人好美食，以麻、辣、鲜、香为特色的川菜享誉国内外。川人性喜自在休闲，养生学派也因此产生。长寿之神——彭祖，号称活了800岁，相传他经历了尧舜夏商诸朝，据《华阳国志》载，"彭祖本生蜀"，"彭祖家其彭蒙"，由此推断，彭祖不但家在彭山，而且他晚年也落叶归根于此，死后葬于彭祖山。彭祖山坐落在成都彭山县，彭祖的长寿经验在于注意养生锻炼，他是我国气功的最早创始人，他的健身法被后人写成《彭祖引导法》；他善烹饪之术，创制的"雉羹之道"被誉为"天下第一羹"，屈原在《楚辞·天问》中写道："彭铿斟雉，帝何飨？受寿永多，夫何久长？"反映了彭祖在推动我国饮食养生方面所做出的贡献。五代、北宋初年，著名的道教学者陈希夷，是四川安岳人，著有《指玄篇》《胎息诀》《观空篇》《阴真君还丹歌注》等。他注重养生，强调内丹修炼法，将黄老的清静无为思想、道教修炼方术和儒家修养、佛教禅观会归一流，被后世尊称为"睡仙""陈抟老祖"。现安岳县有保存完整的明代陈抟墓，有陈抟的《自赞铭》，这是全国独有的实物。

四川医家自古就重视中医脉学，成都老官山出土的汉代医简中就有《五色脉诊》（原有书名）一书，其余几部医简经初步整理暂定名为《敝昔医论》《脉死候》《六十病方》《病源》《经脉书》《诸病症候》《脉数》等。学者经初步考证推断极有可能为扁鹊学派已经亡佚的经典书籍。扁鹊是脉学的倡导者，而此次出土的医书中脉学内容占有重要地位，一起出土的还有用于经脉教学的人体模型。唐代杜光庭著有脉学专著《玉函经》3卷，后来王鸿骥的《脉诀采真》、廖平的《脉学辑要评》、许宗正的《脉学启蒙》、张骥的《三世脉法》等，均为脉诊的发展做出了贡献。

昝殷，唐代四川成都人。昝氏精通医理，通晓药物学，擅长妇产科。唐大中年间，他将前人有关经、带、胎、产及产后诸症的经验效方及自己临证验方共378首，编成《经效产宝》3卷，是我国最早的妇产科专著。加之北宋时期的著名妇产科专家杨子建（四川青神县人）编著的《十产论》等一批妇产科专论，奠定了巴蜀妇产学派的基石。

宋代，以四川成都人唐慎微为代表撰著的《经史证类备急本草》，集宋代本草之大成，促进了本草学派的发展。宋代是巴蜀本草学派的繁荣发展时期，陈承的《重广补注神农本草并图经》，孟昶、韩保昇的《蜀本草》等，丰富、发展了本草学说，明代李时珍的《本草纲目》正是在此基础上产生的。

宋代也是巴蜀医家学术发展最活跃的时期。四川成都人、著名医家史崧献出了家藏的《灵枢》，校正并音释，名为《黄帝素问灵枢经》，由朝廷刊印颁行，为中医学发展做出了不可估量的贡献，可以说，没有史崧的奉献就没有完整的《黄帝内经》。虞庶撰著的《难经注》、杨康侯的《难经续演》，为医经学派的发展奠定了基础。

史堪，四川眉山人，为宋代政和年间进士，官至郡守，是宋代士人而医的代表人物之一，与当时的名医许叔微齐名，其著作《史载之方》为宋代重要的名家方书之一。同为四川眉山人的宋代大文豪苏东坡，也有《苏沈内翰良方》（又名《苏沈良方》）传世，是宋人根据苏轼所撰《苏学士方》和沈括所撰《良方》合编而成的中医方书。加之明代韩懋的《韩氏医通》等方书，一起成为巴蜀医方学派的代表。

四川盛产中药，川产道地药材久负盛名，以回阳救逆、破阴除寒的附子为代表的川产道地药材，既为中医治病提供了优良的药材，也孕育了以附子温阳为大法的扶阳学派。清末四川邛崃人郑钦安提出了中医扶阳理论，他的《医理真传》

《医法圆通》《伤寒恒论》为奠基之作，开创了以运用附、姜、桂为重点药物的温阳学派。

清代西学东进，受西学影响，中西汇通学说开始萌芽，四川成都人唐宗海以敏锐的目光捕捉西学之长，融汇中西，撰著了《血证论》《医经精义》《本草问答》《金匮要略浅注补正》《伤寒论浅注补正》，后人汇为《中西汇通医书五种》，成为"中西汇通"的第一种著作，也是后来人们将主张中西医兼容思想的医家称为"中西医汇通派"的由来。

名医辈出　学术繁荣

中华人民共和国成立后，历经沧桑的中医药，受到党和国家的高度重视，在教育、医疗、科研等方面齐头并进，一大批中医药大家焕发青春，在各自的领域里大显神通，中医药事业欣欣向荣。

四川中医教育的奠基人——李斯炽先生，在 1936 年创立了"中央国医馆四川分馆医学院"，简称"四川国医学院"。该院为国家批准的办学机构，虽属民办但带有官方性质。四川国医学院也是成都中医学院（现成都中医药大学）的前身，当时汇集了一大批中医药的仁人志士，如内科专家李斯炽、伤寒专家邓绍先、中药专家凌一揆等，还有何伯勋、杨白鹿、易上达、王景虞、周禹锡、肖达因等一批蜀中名医，可谓群贤毕集，盛极一时。共招生 13 期，培养高等中医药人才 1000 余人，这些人后来大多数都成为中华人民共和国成立后的中医药领军人物，成为四川中医药发展的功臣。

1955 年国家在北京成立了中医研究院，1956 年在全国西、北、东、南各建立了一所中医学院，即成都、北京、上海、广州中医学院。成都中医学院第一任院长由周恩来总理亲自任命。李斯炽先生继创办四川国医学院之后又成为成都中医学院的第一任院长。成都中医学院成立后，在原国医学院的基础上，又汇集了一大批有造诣的专家学者，如内科专家彭履祥、冉品珍、彭宪章、傅灿冰、陆干甫；伤寒专家戴佛延；医经专家吴棹仙、李克光、郭仲夫；中药专家雷载权、徐楚江；妇科专家卓雨农、曾敬光、唐伯渊、王祚久、王渭川；温病专家宋鹭冰；外科专家文琢之；骨、外科专家罗禹田；眼科专家陈达夫、刘松元；方剂专家陈潮祖；医古文专家郑孝昌；儿科专家胡伯安、曾应台、肖正安、吴康衡；针灸专家余仲权、薛鉴明、李仲愚、蒲湘澄、关吉多、杨介宾；医史专家孔健民、李介民；中医发展战略专家侯占元等。真可谓人才济济，群星灿烂。

北京成立中医高等院校、科研院所后，为了充实首都中医药人才的力量，四川一大批中医名家进驻北京，为国家中医药的发展做出了巨大贡献，也展现了四川中医的风采！如蒲辅周、任应秋、王文鼎、王朴城、王伯岳、冉雪峰、杜自明、李重人、叶心清、龚志贤、方药中、沈仲圭等，各有精专，影响广泛，功勋卓著。

北京四大名医之首的萧龙友先生，为四川三台人，是中医界最早的学部委员（院士，1955 年）、中央文史馆馆员（1951 年），集医道、文史、书法、收藏等于一身，是中医界难得的全才！其厚重的人文功底、精湛的医术、精美的书法、高尚的品德，可谓"厚德载物"的典范。2010 年 9 月 9 日，故宫博物院在北京为萧龙友先生诞辰 140 周年、逝世 50 周年，隆重举办了"萧龙友先生捐赠文物精品展"，以缅怀和表彰先生的收藏鉴赏水平和拳拳爱国情怀。萧龙友先生是一代举子、一代儒医，精通文史，书法绝伦，是中国近代史上中医界的泰斗、国学家、教育家、临床大家，是四川的骄傲，也是我辈的楷模！

追源溯流　振兴川派

时间飞转，掐指一算，我自 1974 年赤脚医生的"红医班"始，到 1977 年大学学习、留校任教、临床实践、跟师学习、中医管理，入中医医道已 40 年，真可谓弹指一挥间。俗曰：四十而不惑，在中医医道的学习、实践、历练、管理、推进中，我常常心怀感激，心存敬仰，常有激情冲动，其中最想做的一件事就是将这些中医药实践的伟大先驱者，用笔记录下来，为他们树碑立传、歌功颂德！缅怀中医先辈的丰功伟绩，分享他们的学术成果，继承不泥古，发扬不离宗，认祖归宗，又学有源头，师古不泥，薪火相传，使中医药源远流长，代代相传，永续发展。

今天，时机已经成熟，四川省中医药管理局组织专家学者，编著了大型中医专著《川派中医药源流与发展》，横跨两千年的历史，梳理中医药历史人物、著作，以四川籍（或主要在四川业医）有影响的历史医家和著作为线索，理清历史源流和传承脉络，突出地方中医药学术特点，认祖归宗，发扬传统，正本清源，继承创新，唱响川派中医药。其中，"医道溯源"是以民国以前的川籍或在川行医的中医药历史人物为线索，介绍医家的医学成就和学术精华，作为各学科发展的学术源头。"医派医家"是以近现代著名医家为代表，重在学术流派的传承与发展，厘清流派源流，一脉相承，代代相传，源远流长。《川派中医药源流与发展》一书，填补了川派中医药发展整理的空白，是集四川中医药文化历史和发展现状之大成，理清了川派学术源流，为后世川派的研究和发展奠定了坚实的基础。

我们在此基础上，还编著了《川派中医药名家系列丛书》，汇集了一大批近现代四川中医药名家，遴选他们的后人、学生等整理其临床经验、学术思想编辑成册。预计编著一百人，这是一批四川中医药的代表人物，也是难得的宝贵文化遗产，今天，经过大家的齐心努力终于得以付梓。在此，对为本系列书籍付出心血的各位作者、出版社编辑人员一并致谢！

由于历史久远，加之编撰者学识水平有限，书中罅、漏、舛、谬在所难免，敬望各位同仁、学者提出宝贵意见，以便再版时修订提高。

中华中医药学会　副会长

四川省中医药学会　会　长

四川省中医药管理局　原局长　　杨殿兴

成都中医药大学　教授、博士生导师

2015 年春于蓉城雅兴轩

常序 ————————————————————

先圣云"如保赤子，心诚求之"，幼科岂小道哉。

医林不乏人，幼科领风骚。古有仲阳、密斋、文中誉满幼林，万代流芳；今有伯安、静安、正安慈幼惠众，名振巴蜀。所历之时境虽异，而怜悯之仁心却同。活幼慈幼立其旨，仁心仁术崇其德，精勤努力，造福小儿，成就大医，此正安先生之谓也。

肖老正安，原名体明，金堂人也。五岁发蒙，敏而好学。习《四书》《五经》，娴《内经》《本草》，执《伤寒》《温病》，更兼胡、徐诸公之真传。弱冠悬壶，儿科著称；执教杏林，桃李满园；著书立言，传承国粹；幼幼之术造福乡梓，拳拳之心播于业界。厥功伟业，福佑众孙！

夫古之医国者，尝以小人女子为难养；医人者，亦惟女子与小儿难医。尤幼之病，甚是惑惑。哭声不能言其苦，语声不能道其尽。呱呱褓褓，啼笑无端，是痛是痒，医者意念；脏腑娇嫩，药物可损；筋骨柔脆，针砭即伤。先生苦耕川蜀六十载，施国医国药之力，不以牛刀之利擒割病者之苦，而以察色听声临证细酌造慈幼之福。大凡幼科之病，神色可参，苗窍可审，乃先生从千万孩儿中揆度以出，法方药味亦先生从万千孺子中尝试以获。先生制方，无偏寒偏热之误，弗过补过泻之殊，宗阴平阳秘之旨。然纯阳之理，先生独以阴阳有多少，发微儿童热病热证咳病脾伤之体质效应,建树肺脾证治之业功。

医者,意也。心有可得,未必能言。先生心意声传驭教于一体。大凡医之传者,有藏其术而匿其方,非家嗣不能得其秘。然先生之传教,视学生弟子同事于己出同门。凡听先生之课,跟先生临床,无不叹其教育之才秀,活幼之博学。杏林碧绿,大师所为。造化大慈,桃李满天。勤于思而敏于行,躬其践而彰其要,帝之力臣,岐之嫡嗣,大医大道大业也。

书简意赅,若添医林之墨宝,甚幸!完书之时,端之以叙。

常克 识于成都中医药大学

丁酉年季夏吉日

编写说明

1. 本书反映了肖正安的中医人生，以及他对中医事业，特别是对中医儿科教学与临床的贡献。

2. 书稿由肖正安传承下的成都中医药大学儿科教研室主任、同事、研究生，以及其子肖劲松、肖量提供资料并共同撰写完成。

3. 本书从肖正安的生平事迹着手，重点记录了他的学术思想、治学方法、临床经验、医话医案、传承理念与方式等，以期为四川中医药的传承和发展起到推动作用。

4. 临床经验部分的"医案"，是肖正安门诊时跟师弟子、学生、进修生、研究生、同事及其子等记录的病案，并有肖正安在病历或笔记本上的签字，经过整理完成。

5. 临床经验部分的"医话"，是肖正安反复强调的医话，或是其著作及论文中多次出现的标题。以医话作为核心理论，编者选择了一些通俗易懂且能反映医话精髓的医案加以阐释。同时，本部分也收集并整理了肖正安的传承弟子、同事和学生从医话中受到启发而指导临床经治的一些医案。

6. 临床经验部分的"常用独特方剂"中，药物的剂量一般为 10g，佐药如甘草等一般为 5g，不另行说明。

　　7. 本书的策划、编写、组织、审校、定稿及顺利出版得到了四川省中医药管理局的全力支持，在此特表示感谢！

本书编委会
2018 年 4 月

目　录

生平简介

川派中医药名家系列丛书

肖正安

肖正安（1928—2011），字体明，四川成都金堂人。四川省四大儿科名医之一，历任成都中医学院（现成都中医药大学）儿科教研室暨附属医院儿科主任，成都中医学院学术委员会委员、学位评审委员、函授通讯编委会委员、硕士生导师，成都中医学会历届理事及内科、儿科专业委员会副主任委员，四川省中医药学会儿科专业委员会主任委员，四川省老年协会医药卫生分会理事等职务。

肖正安祖辈世代耕读传家，他18岁即悬壶乡里，以儿科著称，1957年应聘至成都中医学院儿科工作，2011年9月24日病逝于四川金堂，享年84岁。

先生自幼好学，父辈亦对其寄予厚望。5岁入私塾启蒙，塾师授以《幼学故事琼林》《鉴略妥注》《声律启蒙》，继而习四书五经。骈体文读起来朗朗上口，为先生所喜好。农忙时先生帮衬家里，劳作之余，对老师所授亦常咏诵，并以此为乐。由于骈体歌诀可以将烦琐的道理简明化，又有易记忆、记得牢的优点，因此先生直到晚年编写医学著作时，仍重视使用骈体歌诀的形式。

时光荏苒，十年寒窗后，先生已是15岁的翩翩少年，然而前途茫茫，欲向何方？肖父希望儿子能够惠人惠己，有用于世，而从医正是安身立命之途。在父亲朋友的引荐下，先生得以师从当地名医胡纬堂。初，胡老师问及姓名，答曰"肖氏体明"，师云徐大椿言"邪去正安"，能"正安"而后得"体明"，遂改名正安，表字体明。胡老师常以范文正公"不为良相，则为良医"训导教育，言："为相者，无才德不足以辅国家社稷；为医者，无才德不足以掌权衡、司性命。为相者，所学不精则误国；为医者，所学不精则误人。良相、良医岂易哉？书云：道心惟微，人心惟危，惟精惟一，允持厥中。持精一之学，达中和之道，儒、医殊途而同归。"胡老师在传道授业时，既重视入门时的简易，又注重入门后对于经典的学习。在胡老师的严格要求下，先生从《医学三字经》《医学五则》《濒湖脉学》入手，通过诵读、记忆打下牢固的基础，然后由浅入深，进而完成《内经知要》《伤寒论》《金匮要略》等经典的学习。胡老师常言："仲景学说从实实在在中来，与宋以后儒医多附会之言不同，束之归于六经，散之应于百病，非为伤寒一科而设。习诸科者能通《伤寒》《金匮》之理，则学有本源，遇疑难病本科书中未载者，探其理而精思之，可获意外之功。但不可拘于《伤寒》《金匮》，应博览众书，采诸家之长，并参看《医宗金鉴》《景岳全书》等以广其学。"先生白天侍诊，遇到患者，其师望诊时他则在身边同看，其师诊脉后他必探手再诊一遍，其师问诊时他则揣摩病情，探析病机，心中开出方药，再与老师所处方药对比，探求师意，有疑惑不决处则事后请教老师，在实践中反复锤炼自己的思维，探寻临证的规律。熟练以后，先生自己动手诊脉、处方，由老师复核，指点适合和不适当之处以利于改进。闲暇时，胡老师就诊病所见或医书提问，先生在旁作答，有不知者则由胡老师再做推演，阐发精义。夜里读书，先生将老师讲授和临证所得与中医典籍相印证，进行整理、记录，积累了临床经验，并通过锤炼使之系统化，以利于临床运用。侍诊之余，先生则跟随胡老师上山采药。四川药物资源丰富，出产多种道地药材，先生亲尝草药，品味药性，将书本上药物的性味转化为直接的个人体验，从而深化了认识，一提到某味药、某个方，不再是书本上死板的文字，而是印于脑海中的活生生的直观感受。人言"多诊识脉，屡用达药"，先生由是学力日进。1948 年，在先生从师三年后，胡老师年迈病故，先生含泪殓葬恩师，此后遂独当一面，在家乡开始了他悬壶济世的生涯。

在独立应诊初期，先生正如"初生之犊"，什么病都敢治。经过一段时间，他发现治疗一些常见病时照搬书本的处理方法，疗效却不像书本所说或自己所想象的那样满意。如果遇到没有学过或不常见的疾病，他更感棘手。于是，先生逐渐领悟秦越人"人之所病，病疾多；医之所病，病方少"这句话的真义，从而理解要治人之病，先要治己之病，治"道少""方少"之病。认识到这一点，先生更坚定了终生学习中医、研究中医的信念和决心，遂一边行医一边学习，博览众书，采诸家之长，上宗张仲景、钱乙，中本万密斋、冯楚瞻、叶天士之说，下承师训，师古而不泥古，通过行医的实践来验证书本的知识，摸索诊疗中的规律。在这个过程中，先生逐渐意识到方证的重要性。一是书上某方主治多泛泛而谈，临证时不知所择，令人茫然，只有通过反复实践，才能抓住方证之关键点，于临证似是而非中一见某症某脉，即可断为某方所主，做到胸有成竹。二是临证病态何止万千，病无定式，故方药当有权衡，当损则损，当益则益，不可拘泥，随机应变。三是大方脉、小方脉虽有不同，但亦有相通之处，熟悉两方脉，能够互相增益，拓展思路。先生正是通过自己的灵活思考，融汇知识，贯通诸家。数年之间，先生医道大行于乡里。

1952 年，先生参加了金堂县"预防医学训练班"的学习，1953 年又参加了温江专区"中医进修班"，学习了西医学知识，为以后在教学和临床诊治中合理运用中西医结合之法打下了基础。先生对于中西医学关系的认识，是经历了一个变化的过程的。初起，先生认为西医学与中医学体系不同，二者结合有伤中医学的纯粹性，对于中医学习西医持排斥态度，临证之时断断不看西医检验报告，时有患者持西医检验报告示之，先生即挥手拒之曰"拿去，拿去"。后来，先生领悟医学实为格物致知之学，中西不同。自形而上者言之，则《内》《难》诸经阐发已无余蕴；自形而下者言之，则西医新理日出不穷。中国重道而轻艺，故其格致专以义理为重；西国重艺而轻道，故其格致偏于物理为多。此中西医学之所由分也。昔日扁鹊从长桑君饮上池水，得能洞见脏腑，为后世医者神往，今西医学借先进科技之故，得能获悉脏腑形态、气化，西医学能假借之而为所用，我中医学岂不能用？但务必在中医学理论指导之下，以中医学之思维驾驭之，方能为我所用。先生将此思路验之临床，时有获益。此后先生对西医检验报告不再排斥，时有借鉴，但必以中医理论为指导，坚决抵制僵硬死板的中医西化。

1956 年，先生以优异的成绩被成都中医进修学校录取。学习期间，他勤奋努力、孜孜不倦，无论对中医课还是西医课，均刻苦学习，慎思审问，不畏困难，打下了坚实的理论基础，并以第二名的优异成绩结业。结业后，先生即应聘到成都中医学院任教。在成都中医学院工作期间，先生十分尊敬老中医，虚心向老中医学习，直接或间接地学到了许多学术理论和临床经验。他又通过李斯炽院长的介绍，拜于成都儿科名医徐梓柏老先生门下，得徐老先生的口授心传，尽得其学。他还与中医儿科名家曾应台、胡伯安两位老先生共事，有时还在一起会诊，向他们学习、请教，博采众家之长，丰富诊疗知识与经验。经徐老师的传教、同道的帮助，特别是先生自己的不断学习与实践，其医学知识与临床技能不断提升和完善。他对儿科临床进行了大量的实践和探索，积累了十分丰富的经验，尤其治疗小儿热、咳、喘、泻及紫癜等病证有独特之处，疗效显著，被称为"肖小儿"。

1956 年，成都中医学院成立，成为全国最早建立的四所中医院校之一。在建院的第二年即 1957 年，先生到学院承担起中医儿科学的教学、临床工作。组建中医高等院校，按高等医药院校的要求制定教学大纲及编写教材、教学日历及教案等，都是一次全新的尝试，均须从头做起。为此，先生满腔热情，夜以继日，刻苦钻研，致力于建院初期儿科学的各项教学工作。先生假期也不休息，边学边做，逐步完善教学工作，甚至还为图书馆的图书编目工作出了不少力。

在进行中医儿科教学的30余年中，先生除参加全国统编教材的编写工作外，还先后为学生编写了数期辅导教材以补充统编教材的不足，更好地指导临床实践。此外，先生还编写了3部医学本科教材，凡论80余万言。同时，针对西学中的特点，先生还编写了一本西医学习中医的儿科教材。1976年，由先生编纂、四川人民出版社出版的某丛书之一《中医儿科学》深受海内外读者的欢迎，香港三联书店对该书的订购数量居这套丛书之冠。此外，先生还十分热心于中医学的普及和提高。他为中医自学考试的学生编写了《中医儿科学》自学教材和自学指导，其内容翔实、通俗易懂，对学生的学习起到了画龙点睛的作用。先生晚年看到后学多有不习背诵、贪功求进之弊，故倡导通过骈文歌诀的形式编写中医学书籍，先后出版了《四言医学》《五言药性歌括》等，这些著作内容丰富，既有理论知识，又有临床经验，能读能用，且按韵律编写，便于记忆，深受读者喜爱。

先生除了进行大学本科教学外，在1979年就开始招收研究生。苏树蓉教授是先生的第一个研究生，也是成都中医学院第一批入校的研究生。据她回忆，当时对于如何带好研究生，先生本人乃至整个大学都没有成熟的教学和研究经验，于是先生与教研室的其他几位主任及学生一起研究教学课程、目标、任务及教案等，最后形成了一整套较为完善的教学方法。苏树蓉经过3年学习毕业后，中医学识和临床技能大大提高，为她今后数十年的中医教学和临床工作奠定了坚实的基础，她后来成为全国名师是与先生的指导分不开的。先生培养的各届研究生都迅速成为中医儿科的栋梁，在海内外有着极大的影响力。

此外，先生还不忘科室团队内部人员的培养和教育，凡儿科教研室和附属医院儿科的同事，大多要跟他上临床。通过带教式的传承，科室儿科同门的中医水平和临床技能都得到了很大的提高。

退休后，先生又忙于家族式的嫡系传教，创立了三所"肖氏儿科诊所"，为成都百姓儿孙们的安康做出了巨大的贡献。先生"读古籍，做临床，勤耕作，重疗效"的中医临床特色教学，在几十年的各类、各层次学员培养和教学中发挥了很好的作用，对中医临床人才的培养具有重大的现实意义和深远的历史意义。

虽然是四川乃至全国知名的儿科专家，先生的生活却一直非常简朴。很多熟识先生的人都记得一个经典场景：下班后，先生会在腰间别一杆大秤前往菜市，那时候菜市临近收摊，菜一般会比较便宜，即使是这样，他还是怕被"烧"（占便宜），带杆秤亲自称斤两。吃穿方面，先生从不讲究，可是一旦医院、学校有捐款之类的活动，他却非常慷慨。

先生一生热爱中医学事业，要求自己的子女都从医。"从几岁开始，父亲就要求我们背中医汤头，10多岁时，就要跟着他抄方子。"先生的二儿子肖量说，"父亲爱抽长杆的烟袋锅，我们背汤头一旦不认真，父亲就用长烟杆敲一下头，提醒我们。"除了严格要求外，先生还会用其他方法引导子女学医。"他鼓励我们认真抄方子，方子抄得好，他就会从自己所得的诊费里面抽出五毛钱，作为对我们的奖励。那个年代的五毛钱已经是很多钱了。"肖量说。

先生率性坦然，对患者不论老幼愚智、贫富贵贱，皆一视同仁。先生常言"医者不仅医病，还要医心"。他与患者及家属交流时常推心置腹，坦诚相见，安慰引导，化解其心结。对患者认识上的错误，他本着高度负责的态度，绝不粉饰，敢于力陈其弊，促其改之，俨然患者之一诤友，日久与众多患者结下了深厚的友谊。

先生从学校休假回到乡里老家时，每日门庭若市，求诊者日盈百人，有时自己胃痛也绝不推辞，一手按着胃痛部位，一手诊病处方，而且均为义务诊治。在学院，他为了不影响教学，亦不使众多求治者失望，往往上完课便马上赶去附属医院诊病，称勿负友人，且坚持数十年直到退休。

先生78岁的时候，因为一场意外而骨折，卧病在床，离开了深深眷恋的医疗一线。此后健康状况逐渐恶化，即使这样，先生依然笔耕不辍，坚持在病床上写作，总结自己行医一生的经验和心得，直到逝世。

川派中医药名家系列丛书

临床经验

肖正安

一、医案

1. 肺系疾病

（1）银翘散退热案

李某，女，5 岁。1988 年 11 月 12 日就诊。

患儿 2 天前受凉后出现发热、鼻塞、喷嚏、清涕、微咳嗽、咽痛、口渴。发热重，微恶寒，无汗，服用美林后烧退，间隔几小时后复热。检查：体温 39.2℃，咽部充血，双侧扁桃体Ⅰ度肿大。胸透示双肺纹理增粗。刻诊：小儿发热，伴咽痒，鼻塞、流涕，胸闷，面红，稍纳呆，小便量可色稍黄，大便稍干，舌红苔薄黄稍腻，脉浮数。

诊断：风热外感。

辨证：风温袭卫，兼夹湿气。

治法：辛凉透表，清热化湿。

方剂：加味银翘散。

药物：连翘 12g，川银花 15g，桔梗 10g，薄荷 15g，竹叶 12g，荆芥穗 10g，甘草 10g，淡豆豉 15g，郁金 10g，牛蒡子 12g，藿香 10g，法半夏 10g，芦根 15g。

2 剂，水煎服，每日 1 剂，每日 3 次。

11 月 15 日二诊：患儿热退，但咳嗽症状明显加重，发作频繁，严重时咳中带喘，喉间痰响，痰见色黄，质黏稠，咽痒，鼻塞，流涕，纳呆，精神可，大便偏干，小便黄，舌红，苔黄稍腻，脉滑数。查体：体温 36.5℃，咽部仍充血红肿，肺部听诊呼吸音稍粗，未闻及啰音。

诊断：咳嗽。

辨证：风热留表，肺热气逆。

治法：辛凉宣泄，清肺降逆。

方剂：麻杏石甘汤化裁。

药物：麻黄 8g，石膏 15g，苦杏仁 8g，葶苈子 10g，川贝母 6g，黄芩 10g，枇杷叶 15g，郁金 10g，法半夏 10g，连翘 10g。

3 剂，水煎服，每日 1 剂，每日 4 次。

3 天后家长告知，服药后，患儿咳嗽已痊愈。

医案释要：患儿就诊时以发热为主诉，有流涕、微咳嗽、咽痛、胃纳不佳、大便稍干、小便黄，根据病史结合查体及辅助检查即可诊断为咳嗽伴发热。时逢初冬，小儿脏腑娇嫩，形气未充，易于感受温热之邪，卫气被郁，开阖失司，故发热、微恶风寒、无汗或有汗不畅；肺位最高而开窍于鼻，邪自口鼻而入，上犯于肺，肺气失宣，则见咳嗽；风热搏结气血，蕴结成毒，热毒侵袭肺系门户，则见咽喉红肿疼痛；温邪伤津，故口渴；舌尖红，苔薄白或微黄，脉浮数，加之患儿饮食未忌，腥腻之品入口必酿湿热，故而胸闷，大便稍干。但小儿高热明显，急则治其标，退热为先，首诊小儿温病起，风热犯肺，兼加湿热，治之宜辛凉透表、清热除湿。方用辛凉平剂银翘散加减，方中金银花、连翘、藿香气味芳香，既能疏散风热，又可辟秽化浊，在透散卫分表邪的同时，兼顾了温热病邪易蕴结成毒及多夹秽浊之气的特点，故重用为君药。薄荷、牛蒡子辛凉，疏散风热，且可解毒利咽；荆芥穗、淡豆豉辛而微温，解表散邪。芦根、竹叶清热生津；桔梗开宣肺气而止咳利咽，同为佐药。甘草既可调和药性，护胃安中，又合桔梗利咽止咳，属佐使之用，加之郁金宣畅气机，半夏燥湿祛痰，全方共凑辛凉透表、清热除湿之效。二诊高热已退，然咳嗽加重并伴有喘证，咽痒、喉间痰响，痰见色黄、质黏稠，纳呆，大便偏干，小便黄，舌红苔黄，脉滑数。考虑余邪未净，入里化热，闭郁肺气。当辛凉宣泄、开宣肺气。方以《伤寒论》中麻杏石甘汤加减宣肺泄热，加葶苈子、黄芩、枇杷叶、郁金等药而愈。

按：此乃先生按温病之法治疗儿科发热咳嗽案。《温病条辨》讲银翘散时有七个重点加减法，此案就是其中之一的夹湿加减。方药一出，其效甚佳。故先生在编写《中医儿科学》感冒篇时专门把夹湿之证作为兼证列入，这与其他儿科学教材不同，也是先生临床经验和领会中医经典的特有表现，后辈以此为楷模一定能有较大突破。

（2）新加香薷饮退暑案

谢某，女，3 岁。1988 年 8 月 5 日就诊。

3 天前患儿受凉后出现喷嚏、流涕，曾服清热解毒中药，后出现干咳、咽痛、鼻塞、流黄涕，夜间心烦不安、易吵闹。刻诊：干咳，咽痛，鼻塞、流黄涕，纳眠可，大便干少，舌红，苔白黄，脉浮略数。

诊断：暑热感冒。

辨证：阴暑证。

治法：清化湿热，理气和胃。

方剂：新加香薷饮加减。

药物：香薷 8g，厚朴 10g，扁豆 6g，川银花 12g，连翘 12g，荆芥 8g，防风 10g，板蓝根 15g，贯众 12g，柴胡 8g，黄芩 8g，黄连 3g。

2 剂，水煎，每日 1 剂，每日 3 次。

8 月 8 日二诊：服药后咽痛消失，心烦消失，仍有咳嗽，痰黏，大便偏干量少，舌红，苔薄白黄腻。

诊断：咳嗽。

辨证：表证已解，暑湿内蕴。

治法：芳化中焦，清热渗湿。

方剂：甘露消毒丹加减。

药物：白蔻仁 6g，藿香 12g，石菖蒲 10g，茵陈 12g，连翘 12g，射干 8g，鱼腥草 15g，法半夏 8g，红藤 15g，败酱草 15g，滑石 20g（包煎），白花蛇舌草 10g。

2 剂，水煎服，每日 1 剂，每日 3 次。

3 天后门诊随访，患儿服药后病已痊愈，嘱其家长适时增减衣服与合理饮食。

医案释要：患儿就诊时以喷嚏、流涕为主诉，根据其主症及伴随症状结合病史即可诊断为感冒。小儿脏腑娇嫩，形气未充，卫表未固，腠理疏薄，加之冷暖不能自调，最易受外邪侵袭而发病。患儿有鼻塞、喷嚏、流涕等症状，故辨为感冒。外感风寒之邪侵犯肺卫，肺失宣肃，气道不利，故见鼻塞、喷嚏、流涕。患儿服清热解毒中药后表邪未解，加之正值暑季，暑湿内停，二者合而致病，故见干咳、咽痛、流黄涕；暑热扰心，则见心烦不安、吵闹，暑湿蕴结于中焦致脾胃不运湿而生痰，气滞致腑气不通而大便干少。舌质红，苔白黄，脉浮略数，是外邪未解、内有湿热的表现。四诊合参，辨证为阴暑证。患儿首诊时症状表现为内有暑湿、外感风寒所致，当予以祛暑解表、清热化湿之剂，方选新加香薷饮加减。本方出自《温病条辨》，由香薷、金银花、扁豆、厚朴、连翘组成，加荆芥、防风以加强解表祛湿之功，板蓝根、贯众、柴胡、黄芩、黄连使清热之力更甚以解暑湿之毒。患儿服药 2 剂后，咽痛、心烦消失，留有咳嗽、痰黏，大便干少，舌红苔薄白黄腻。二诊时，换用甘露消毒丹加减，方出自《温热经纬》，在原方基础上减去黄芩、薄荷、贝母、木通，加法半夏、鱼腥草、红藤、败酱草、白花蛇舌草，以加强清热渗湿之功。续服 2 剂，门诊随访，服药后患儿病情痊愈。

按：先生此案注重体现发病的季节和暑病的特殊证治。治暑之方，以香薷饮为代表。其药仅有三味，清解之药，尤显不足，故吴鞠通有"新加"增强其清热解暑之力。另者，暑火同性，火属心，暑易入心，或引心火外发。陈修园《医学三字经》暑病治条中"心烦辨，切莫忘"是其意。该病案为小儿内蕴有暑湿而外感风寒所致，即所谓"寒包火"之证。故在治则上以祛暑解表、清热化湿立方，拟新加香薷饮加减治之；首诊服药后，表解而内蕴暑湿未化，故二诊时以芳化中焦、清热渗湿图治。

（3）曲麦二陈汤治伤食咳嗽案

徐某，男，5 岁。1988 年 6 月 15 日就诊。

患儿以咳嗽 2 天来就诊。家长诉近 2 晚患儿睡觉时咳嗽，导致父母睡不安宁。刻诊：入睡打被，辗转不安，咳嗽发生在五更，伴饮食减少，口出臭气，胸腹胀满，手足心热，大便稀溏，含有不消化食物，唇红，舌红，苔白厚，脉沉滑。先生追问病史，知患儿近几日睡前吃一个苹果和一袋酸奶。家长补充苹果是原来常吃的，酸奶是近几晚新加的。

诊断：咳嗽。

辨证：食滞胃肠，化热冲肺。

治法：消食导滞，清肺和胃。

方剂：曲麦二陈汤。

药物：陈皮 10g，茯苓 12g，京半夏 6g，黄连 3g，山楂 10g，麦芽 10g，神曲 10g，瓜蒌仁 10g，枳实 6g，莱菔子 10g，桔梗 10g，前胡 10g，黄芩 10g。

2 剂，水煎服，每日 1 剂，每日 3 次。

医案释要：咳嗽分外感与内伤。内伤者，饮食最多。患儿之咳嗽为一典型的伤食咳嗽。原因在于，一是咳嗽在晚上，二是手足心热，三是夜卧不宁，四是有伤食诱因。故治疗重在消食导滞，选方时保和丸可施。但先生喜用曲麦二陈汤作为伤食咳嗽的常用方。神曲、麦芽在于消导，二陈在于化痰，更加宣肺理胃泄郁热之药，即可把食积消除。上熏致肺之郁热清理干净，还肺一个清爽的环境，何愁咳嗽不去？

按： 此案为先生治伤食咳嗽的典型案例。《内经》云"五脏六腑皆令人咳，非独肺也"，肺之外，胃即最常见，如《医学三字经》所言"肺最重，胃非轻"。源于此，先生常在咳嗽辨治时，注重饮食之因、饮食之忌。此案就是根据患儿睡前在原吃苹果的基础上又加用酸奶，二者酸且涩，且酸奶致冷致凝，涩凝之物阻遏胃肠，气机受阻，郁滞肺脉，郁热熏肺，必然致咳。治疗当以消导疏通为法，曲麦二陈汤是先生习用之方，可消食化痰、宣肺泄热，只要辨证准确，食即消，咳便止。

（4）华盖散治寒咳案

刘某，男，8岁。1987年3月5日就诊。

患儿咳嗽1周，加重伴喘1天。因患儿1周前受风寒而咳，咳嗽不重，伴清涕、喷嚏、鼻塞等症。自服感冒冲剂、川贝枇杷糖浆，鼻涕减轻而咳嗽仍存。昨天因淋雨湿衣，咳嗽加重。刻诊：咳嗽连声，频频发作，鼻塞清涕，声高气粗，干咳少痰，大便干，舌淡苔白，脉浮不数。查体：咽无充血，扁桃体无肿大，无脓性分泌物。

诊断：咳嗽。

辨证：风寒郁肺，肺失宣肃。

治法：宣肺散寒，降逆止咳。

方剂：华盖散加味。

药物：麻黄5g，杏仁10g，甘草3g，桑白皮10g，紫苏子10g，橘红10g，茯苓10g，瓜蒌皮6g，射干6g，旋覆花10g，枇杷叶10g，苍耳子6g。

3剂，水煎服，每日1剂，每日3次。

3月8日二诊：患儿自述咳嗽明显好转，喉中痰声明显。刻诊：阵发性咳嗽，喉中有痰鸣，甚至说话及哭笑时皆可闻及痰声，稍纳呆，二便调，舌淡，苔白滑。查体：咽红，扁桃体不肿大，肺部听诊呼吸音稍粗，无啰音。

诊断：咳嗽。

辨证：痰湿蕴肺，喉咽郁热。

治法：燥湿化痰，佐以清热。

方剂：六安煎加减。

药物：陈皮 10g，京半夏 8g，茯苓 10g，甘草 6g，杏仁 10g，白芥子 10g，黄芩 8g，瓜蒌皮 10g，海浮石 10g，胆南星 8g，信前胡 10g。

3 剂，水煎服，每日 1 剂，每日 3 次。

医案释要：患儿首诊时以咳嗽伴喘为主诉，病程 1 周，无发热、痰鸣、鼻扇等，排除肺炎，诊断为咳嗽病。

咳嗽分外感与内伤。患儿初诊，因有外感受凉病史，临证又无显著的热证，因而辨证为寒邪郁肺。考虑到小儿纯阳之体，无论感受寒邪还是热邪皆易入里化热，所以治疗选方时既要散寒宣肺，又要防邪入里化热，故选择以宣肺散寒为主，又有清泄里热之华盖散。本方是以三拗汤为主，宣肺散寒，合以桑白皮清泄肺热，橘红、茯苓化痰理肺，紫苏子降气平喘，再加瓜蒌皮、射干加强化痰利咽之力，加旋覆花、枇杷叶降逆止喘，加苍耳子通鼻窍，全方共奏宣肺散邪、清痰定喘之功。药用 3 剂咳喘顿减，然咳减后，多有痰动之象。此传统之咳与嗽之别也。治咳嗽者，则化痰为主，二诊选用景岳六安煎即是此意。六安煎为二陈汤加杏仁、白芥子，具有很好的化痰止咳嗽之功效。再以黄芩、瓜蒌皮、海浮石、胆南星、信前胡治肺热和痰热，这是因痰久必酿热之理。全方共起清热化痰、理肺顺气之效。

按： 此案为先生对咳嗽证治的诠释。咳者，肺气伤也；嗽者，脾湿（痰湿）动也。两者相连即咳嗽也。肺气伤因于寒，脾湿动因于气。寒咳者，只要素体不阳虚，多从热化。选方时常加热药，现成之方华盖散是也，若力不够，再加一些清热化痰药即可。咳之后，脾湿动，症现多痰即为嗽。制方时以祛痰为主，祛痰之主方用二陈汤，但治痰咳之主方，选用六安煎。恐化热之趋势，加强清热化痰之力是也。本案治验，即风寒是病因，痰蕴是病理，肺脾是病位。无寒不伤肺，无痰不作咳，至理也。

（5）麻杏石甘汤止热咳案

刘某，男，8 岁。2006 年 4 月 5 日就诊。

　　患儿2天前因受风寒而咳嗽，咳嗽不分时辰，自服川贝枇杷露、肺力咳，效果不明显。现仍咳嗽不止，鼻塞流黄涕，痰少，无汗，多梦，小便偏黄，大便干。查体：咽部充血，扁桃体无肿大，无脓性分泌物。刻诊：阵发性咳嗽，晨起及晚上为甚，伴咽痒，鼻塞严重、流涕，稍纳呆，小便量可色稍黄，大便干。舌红，苔薄黄，脉浮数。

　　诊断：咳嗽。

　　辨证：风寒化热，肺气郁闭。

　　治法：宣肺降逆，清气泄热。

　　方剂：麻杏石甘汤加减。

　　药物：麻黄5g，杏仁10g，石膏10g，黄芩10g，瓜蒌皮6g，射干6g，葶苈子10g，枇杷叶10g，薄荷6g，苍耳子6g。

　　3剂，水煎服，每日1剂，每日2次。

　　4月8日二诊：患儿自述咳嗽明显好转，喉中痰声明显。刻诊：阵发性咳嗽，喉中有痰鸣，甚至说话及哭笑皆可闻痰之声，稍纳呆，二便调，舌淡，苔白滑。查体：咽红，扁桃体不肿大，肺部听诊呼吸音稍粗，无啰音。

　　诊断：咳嗽。

　　辨证：痰热壅肺。

　　治法：清热化痰，肃肺止咳。

　　方剂：六安煎加减。

　　药物：陈皮10g，半夏8g，茯苓10g，甘草6g，杏仁10g，白芥子10g，黄芩8g，瓜蒌皮10g，海浮石10g，胆南星8g，信前胡10g。

　　3剂，水煎服，每日1剂，每日3次。

　　药毕，咳嗽痊愈。

　　医案释要：患儿首诊时以咳嗽为主诉，有鼻塞、流涕，根据病史及查体确诊为咳嗽。小儿为纯阳之体，无论感受寒邪还是热邪皆易入里化热，里热壅肺，肺气闭郁更甚，其气上冲咽鼻，下结腑肠，中塞胸腹，肺之不宣不降，逆而上冲于咽，发为咳嗽。四诊合参，此患儿舌红、苔黄，脉浮数，皆有热郁之相，故宜宣发肺气、清热祛邪，遣方麻杏石甘汤加味治疗。方中石膏倍麻黄，宣肺解表不助热；杏仁配麻黄，宣肺降气；葶苈子、瓜蒌皮、黄芩清热降气化痰；射干、枇杷叶利咽降肺。全方共奏宣肺开闭、清肺解表之功。鉴于小儿鼻塞较重，遂以薄荷、苍耳子通利鼻窍。二诊时患儿咳嗽症状好转，但痰多，故从痰辨治，遂以《景岳全书》六安煎加减。六安煎本为治疗风寒咳嗽，痰滞气逆证，只要在处方中加入大量清热药，自成清热化痰方，故加上瓜蒌皮、海浮石、胆南星、黄芩等清热化痰药，而达清热祛痰之效。1周后患儿咳嗽痰多症状自然消失而病变痊愈。

按： 此案为先生咳嗽证治中常用的二连环用方用药。咳嗽为门诊最常见病证，无论外感与内伤，多数患儿都有咳嗽症状。邪气在肺，娇肺遭犯，必失清肃之性，而咳嗽频作。肺失宣降，津液不行，必聚而生痰。痰与热合，痰热蕴肺，后常有痰证之病理转机。故儿科临床先以麻杏石甘汤宣肺，后以六安煎或新制六安煎化痰，已成为咳嗽证治最常用的连环模式。

（6）小青龙加石膏汤治饮咳案

刘某，女，4岁。1988年6月15日就诊。

患儿20余天前因受凉后出现发热伴见咳嗽，体温波动在37~38℃，服柴黄颗粒后热退，但咳嗽一直未愈，晨起咳甚，有痰不易咯出，家长诉患儿喉中经常有痰响，夜间睡觉时明显，每天咳嗽约十余次，不伴流涕、喷嚏；汗多，活动后明显，多烦躁，纳呆，小便黄。为求进一步治疗来我院就诊。行胸部X线检查正常。查体：咽部充血不明显，扁桃体不大。刻诊：晨起咳甚，喉间痰鸣，痰黏难咯，夜间及活动后明显，烦躁，纳呆，小便黄，大便偏干，舌质偏红，苔薄白稍腻，脉滑数。

诊断：咳嗽。

辨证：寒饮留肺，郁而化热。

治法：温肺化饮，清泄郁热。

方剂：小青龙加石膏汤。

药物：麻黄6g，桂枝6g，京半夏10g，细辛5g，干姜6g，五味子8g，白芍15g，炙甘草6g，生石膏15g，桑白皮12g。

3剂，水煎服，每日1剂，每日3次。

6月19日二诊：服上方后咳嗽减轻，家长诉患儿曾呕吐2次，呕吐物均为白色稀薄痰液，现偶咳几声，有稀白黏痰，汗多及纳呆症状无明显缓解，小便正常，大便稍干，舌质淡红，苔薄白。

诊断：咳嗽。

辨证：脾失健运，湿困中焦。

治法：益气健脾，化痰和胃。

方剂：香砂六君子汤加减。

药物：党参 12g，炒白术 10g，白茯苓 12g，炙甘草 6g，藿香 10g，砂仁 6g，化橘红 8g，京半夏 10g，枳实 8g，槟榔 10g，隔山撬 10g，鸡矢藤 10g，苦荞头 10g。

4 剂，水煎服，每日 1 剂，每日 3 次。

1 周后随访服药后病已痊愈，嘱其家长适时为患儿增减衣服与合理饮食。

医案释要：患儿就诊时以反复咳嗽为主诉，伴喉间痰鸣，汗多，纳呆，根据病史结合查体及辅查即可诊断为咳嗽。患儿由于调护失当，感受外邪，壅阻肺络致气机不畅，清肃失司，肺气上逆，则致咳嗽。外感风寒之邪侵袭肺卫，表卫失和，则见发热，外邪犯肺，肺失宣肃日久，子病及母，犯及于脾，脾失运化，生湿生痰，湿痰胶结日久成饮，饮溢于肺，咳更甚更深。外邪入里化热，则见烦躁，小便黄，大便干。舌质偏红，苔薄白稍腻，为饮邪化热的表现，四诊合参当辨为饮郁化热证。根据患儿首诊时表现为肺失宣肃，脾失健运，饮邪伏肺，郁而化热所致，当予以温肺化饮、清泄郁热，方选小青龙加石膏汤加减。本方出自《金匮要略》，由麻黄、桂枝、白芍、干姜、细辛、五味子、半夏、石膏、甘草组成，全方以温肺化饮、清热解表为功，加桑白皮以强清泻肺热之力。患儿服药 3 剂后，咳嗽减轻，曾呕吐稀薄痰液 2 次，偶咳几声，有稀白痰液，汗多，纳呆，小便正常，大便稍干，舌淡红苔薄白。此为脾不健运，湿困中焦，胃不受纳所致。二诊时，换用香砂六君子汤加减，方出自《古今名医方论》，在原方基础上加枳实、槟榔以通腑降肺，隔山撬、鸡矢藤、苦荞头消食导滞。服药 4 剂，患儿已无咳嗽，纳眠正常。

按：先生此案重在说明反复咳嗽者和哮喘一样存在伏痰宿饮。肺为水之上源，主宣发肃降，敷布津液，通调水道，若外感六淫犯及于肺，则肺失宣降，气化功能失常。正如《景岳全书》："风寒之痰以邪自皮毛，侵袭于肺，肺气不清乃至生痰。"咳嗽日久，子病及母，则脾气受损，运化水湿功能失常，则湿聚为水，积水成饮，饮凝成痰，痰饮上犯于肺，则见咳嗽日久不愈。小儿本为"纯阳"之体，外邪入侵易化热，故患儿可见舌质稍红，汗多等热象明显，故治以《伤寒论》中小青龙加石膏汤主之，以经方小青龙汤温化寒饮，正如《金匮要略》中说"病痰饮者，当以温药和之"，结合小儿自身的特点，故加用石膏、桑白皮以兼治其热，使痰饮得化，肺热得泄，首诊而咳嗽欲愈。二诊中从脾论治，虚者补其母，脾为生痰之源，从脾治而以香砂六君子汤健脾化痰，使脾健运化功能正常而断绝痰之源，且使胃受纳而胃口开，以从根本上断其病因。

（7）上焦宣痹汤合千金苇茎汤解湿咳案

冯某，女，7 岁。1988 年 11 月 10 日就诊。

患儿 1 周前因感受寒凉后出现咳嗽、流清涕、咽痛等不适，自服阿奇霉素等（具体不详），疗效不佳。现患儿仍咳嗽，呈阵发性串咳，以夜间为甚，偶可咳出黄色黏痰，量不多，无鼻塞流涕及发热，诉咽痛咽痒，纳尚可，大便略干，小便正常。为求进一步治疗来我院就诊。1988 年 11 月 7 日胸片示：双肺纹理稍增多、模糊。查体：咽部充血，咽后壁有滤泡增生，扁桃体 II 度肿大，无脓性分泌物。刻诊：咳嗽，阵发性串咳，夜间为甚，偶咳黄色黏痰，量不多，咽痛咽痒，大便略干，小便正常，舌质红，苔黄腻，脉数。

诊断：咳嗽。

辨证：湿热郁肺。

治法：清热化湿，宣肺化痰。

方剂：上焦宣痹汤、千金苇茎汤加减。

药物：郁金 12g，通草 8g，射干 10g，炙枇杷叶 12g，法半夏 10g，藿香 8g，苇茎 15g，桃仁 12g，重楼 12g，葶苈子 10g，白前根 10g。

2 剂，水煎服，每日 1 剂，每日 3 次。

11 月 14 日二诊：咳嗽次数减少，持续时间缩短，夜间较甚，可闻及痰响，可咳出较多黄白色黏痰，偶有咽痛咽痒，纳稍减，二便调。查体：咽红，扁桃体无肿大，肺部听诊呼吸音稍粗，无啰音，舌红，苔白，脉数。

诊断：咳嗽。

辨证：脾失健运，痰湿蕴肺。

治法：宣肺化痰，健脾运湿。

方剂：二陈汤加减。

药物：陈皮 10g，法半夏 10g，麻黄 8g，杏仁 10g，桃仁 10g，红花 6g，旋覆花 15g，炙枇杷叶 15g，柴胡 12g，黄芩 10g。

2 剂，水煎服，每日 1 剂，每日 3 次。

11 月 17 日三诊：偶咳，咳少量黄色黏痰，无咽痛咽痒，稍纳呆，二便调，咽不红，咽后壁淋巴滤泡消失，扁桃体不大，肺部听诊呼吸音清、无啰音，舌淡红，苔薄黄，脉细数。

诊断：咳嗽。

辨证：肺金郁热，气逆不降。

治法：清肺泄热，祛痰扶正。

方剂：泻白散化裁。

药物：桑白皮 15g，地骨皮 15g，栀子 15g，枇杷叶 15g，知母 15g，麦冬 15g，天花粉 15g，南沙参 15g，黄芪 15g，浙贝母 6g，天竺黄 8g，白前根 15g。

2 剂，水煎服，每日 1 剂，每日 3 次。

5 天后随访服，患儿服上方后病痊愈。

医案释要：患儿就诊时以咳嗽、咳痰为主诉，伴咽痛咽痒，汗多，根据病史结合查体及辅查即可诊断为咳嗽。六淫之邪皆令人咳，湿邪也不例外。外来湿热之邪由口鼻而入，肺首当受邪，肺气为湿所阻，失于宣肃而引起咳嗽。湿热蕴阻肺络则见咳黄黏痰，咽痛咽痒。舌质红，苔黄腻，脉数，为湿热的表现，四诊合参当辨为湿热蕴肺证。根据患儿首诊时表现为外感湿热，蕴阻于肺，肺失宣肃所致，当予以清热化湿、宣肺化痰，方选上焦宣痹汤合千金苇茎汤加减。本方为合方，由上焦宣痹汤去淡豆豉，千金苇茎汤去薏苡仁、冬瓜子，加藿香、法半夏、重楼、葶苈子、白前根组成，加强了清热化痰祛湿之力。患儿服药 2 剂后，咳嗽明显减轻，仍咳黄白色黏痰，为湿热未尽，聚而成痰。二诊时，用二陈汤加减，原方减茯苓、甘草，加麻黄、杏仁、旋覆花、桃仁、红花、炙枇杷叶以加强宣肺化痰止咳之功，柴胡、黄芩疏肝利胆，调畅气机。服药 2 剂，咳嗽已基本痊愈，偶咳少量黄痰，纳呆，为肺有伏火郁热。三诊用泻白散加减清肺泄热、祛痰扶正，服药 2 剂后病愈。

按： 先生此案强调湿热在肺发生的咳嗽证治及传变。咳嗽是小儿的常见病多发病，其总的病机为肺失宣肃，肺气上逆而作咳嗽，《幼幼集成》论咳嗽："大抵咳嗽属肺脾者居多，以肺气为主，脾主痰，故也。"小儿咳嗽以外感为主，内伤者较少，而分型以热证较多，寒证较少，即使有寒亦迅速化热。四川处潮湿之地，湿热易胶着致病。上焦宣痹汤出自吴鞠通《温病条辨·上焦篇》治"太阴湿温，气分痹阻而哕"，在临床常用来治疗感受外邪后，湿热蕴肺之咳，疗效较佳。患儿二诊时症状虽已减轻，但其病机变化却趋于复杂，肺脾两脏均已受累，且湿聚成痰，脾虚又失其健运，故痰湿热杂而致病，采用麻杏二陈汤化裁，既有宣肺清热，又燥湿化痰，同时兼顾补益脾气，故2剂见效。三诊来时已只偶咳，从苔脉来辨，肺中仍有伏火郁热，采用泻白散加减以清泻肺热，清中有润，泻中有补，对小儿之体具有标本兼顾之功，与肺为娇脏，不耐寒热之生理特点亦甚吻合。正如《绛雪园古方选注》中所指："肺气本辛，以辛泻之，遂其欲也，遂其欲当谓之补，而云泻者，有平肺之功焉。"

（8）泻白散平晨咳案

马某，女，3岁零2个月。1985年11月12日就诊。

患儿2周前外感后出现咳嗽，鼻塞流涕，自服"甘草合剂"（具体剂量不详），效不佳。现患儿呈阵发性串咳，以晨起、白天为甚，喉间可及痰响，诉咽痒不适，伴鼻塞、流涕，稍纳呆，小便量可色稍黄，大便稍干。查体：咽充血、扁桃体Ⅱ度肿大，无脓性分泌物。刻诊：阵发性串咳，晨起、白天为甚，喉间痰响，伴咽痒、鼻塞、流涕，稍纳呆，小便量可、色稍黄，大便稍干。舌红苔中后部白黄微腻，脉滑数。

诊断：咳嗽。

辨证：肺金郁热，兼夹湿邪。

治法：清肺泄热，利湿健脾。

方剂：泻白散加减。

药物：桑白皮10g，地骨皮10g，桔梗8g，炒枳壳10g，重楼10g，牛蒡子10g，土茯苓12g，射干10g，苍耳子10g，京半夏10g，山楂10g，神曲10g，薄荷10g，化橘红10g。

2剂，水煎服，每日1剂，每日3次。

11月15日二诊：患儿咳嗽无明显好转，仍阵发性串咳，有痰不易咳，鼻塞，流清涕，声嘶，精神差，夜间略烦躁。稍纳呆，二便调，舌淡，苔白滑。查体：

咽红，扁桃体不大，肺部听诊呼吸音稍粗，无啰音。

诊断：咳嗽。

辨证：寒饮内生，肺经伏热。

治法：解表化饮，清热除烦。

方剂：小青龙加石膏汤。

药物：石膏 10g，细辛 5g，京半夏 8g，五味子 8g，干姜 6g，桂枝 6g，炙麻黄绒 8g，炙甘草 6g，白芍 10g，紫菀 10g，款冬花 10g，射干 8g。

2 剂，水煎服，每日 1 剂，每日 3 次。

11 月 18 日三诊：咳嗽基本消失，偶可闻及喉间痰响，声嘶，无鼻塞流涕，神可，稍纳呆，大便干，舌红，苔黄腻。查体：咽不红，扁桃体不大，肺部听诊呼吸音清。

诊断：咳嗽。

辨证：邪热稽留，湿滞肺肠。

治法：清热化湿，宣畅气机。

方剂：加减木贼宣痹汤。

药物：木贼 6g，射干 8g，通草 6g，郁金 8g，青皮 8g，陈皮 8g，法半夏 8g，黄芩 8g，滑石 12g，槟榔 8g，牵牛子 10g，僵蚕 10g，芦根 10g，山楂 10g，神曲 10g。

2 剂，水煎服，每日 1 剂，每日 3 次。

3 天后家长告知，服药后，患儿病已痊愈。

医案释要：患儿就诊时以反复咳嗽为主诉，伴喉间痰鸣，汗多，纳呆，根据病史结合查体及辅查即可诊断为咳嗽。时值初冬，外受风寒，从皮毛而入，使肺气被束，入里化热，郁于肺经，肺失宣降，则咳嗽，肺开窍于鼻，肺气不利，故鼻塞；加之患儿饮食未忌，腥腻之品入口必酿湿热，故见舌红苔白黄微腻，脉滑数。四诊合参当辨为肺热夹湿证。根据患儿首诊时表现为风寒入里化热，郁于肺经，肺失宣降，加之食肥甘厚腻酿生湿热，故当予以清热利湿健脾，方选泻白散加减。本方由桑白皮、地骨皮、甘草、粳米组成，原方去甘草、粳米，加桔梗、化橘红、京半夏、射干、牛蒡子宣肺化痰利咽，枳壳、土茯苓化湿降气，薄荷、苍耳子祛湿通窍。服药 2 剂后，咳嗽无明显好转，仍有鼻塞、流清涕，出现声嘶，精神差，夜间烦躁，考虑上方清热药太过，克伐阳气，至肺脾阳虚，寒饮内生，深伏肺经兼邪热未清，遣方小青龙加石膏汤加减，原方加紫菀、款冬花、射干以利咽化痰止咳。服药2剂后，咳嗽基本消失，偶有痰响，声嘶，稍纳呆，为寒饮已化，邪热与湿相合郁滞于肺与肠腑，治以清热化湿、宣畅气机，选用加减木贼宣痹汤。服药后患儿咳嗽痊愈，纳食正常。

按：先生此案重在强调儿科疾病热因虽多，但亦需处方的寒温搭配，勿太过勿不及。肺为娇脏，不耐寒热，且肺为脏腑之华盖，呼之则虚，吸之则满，只受得本脏之正气，受不得外来之邪气，邪气干肺则病，病之主症则为咳。正如《医学三字经》所说："肺如钟，撞则鸣，风寒入，外撞鸣。"小儿纯阳之体，六淫之邪皆从火化，热郁则湿蒸，故辨证为肺热夹湿，首诊时以泻白散加减清泻肺热化湿，加用山楂、神曲以健脾。但二诊时患儿咳嗽症状并无好转，但舌脉变化明显，舌淡苔白滑表明有寒饮内停。考虑为热药太过，克伐阳气，肺脾阳虚，寒饮内生，深伏肺经，兼邪热未清所致。采用温肺化饮之小青龙汤，加石膏兼清郁热。辨证精准，2剂药即见效。三诊时咳嗽已基本好转，但病机尚有寒饮蠲化，邪热稽留，与湿相合，郁滞肺与肠腑，最后清利湿热、利咽健脾以清余邪。后门诊随访，咳嗽痊愈。

（9）小柴胡汤治五更咳案

戴某，男，3岁。1991年2月13日就诊。

患儿咳嗽阵作，五更而发，咳嗽少痰，纳呆便干，夜卧不宁。舌淡红，苔白，脉弦细。

诊断：咳嗽。

辨证：饮食阻滞，气机不调，肺气失降。

治法：消食导滞，疏肝理气，调畅气机。

方剂：小柴胡汤加减。

药物：柴胡10g，黄芩10g，京半夏10g，党参15g，枳实8g，槟榔8g，牵牛子6g，隔山撬12g，鸡矢藤12g，苦荞头12g，马鞭草12 g，桔梗6g，青黛8g（另包）。

3剂，水煎服，每日1剂，每日3次。

二诊，服药后患儿病情好转，偶咳嗽，大便正常，胃口有所好转，夜卧转安，舌淡红，苔白，脉细。

诊断：咳嗽。

辨证：脾胃虚弱，肝木克土。

治法：健脾胃，疏肝气，调气机。

方剂：小柴胡汤加减。

药物：柴胡 10g，黄芩 10g，京半夏 10g，党参 15g，炒白术 10g，枳实 8g，槟榔 8g，芦根 10g，香附 8g，五味子 6g，僵蚕 10g，白蒺藜 10g，鸡矢藤 12g，苦荞头 12g，生谷芽 8g。

3 剂，水煎服，每日 1 剂，每日 3 次。

医案释要：患儿以咳嗽阵作，五更而发，咳嗽少痰就诊，其咳嗽有明显的时间节律，按中医时间辨证，当属食积咳嗽。《丹溪心法》以"胃中有食积，至五更时火气流入肺所致"为论。唐容川在《血证论》云："兹有一方，可以统治肺胃者，则莫如小柴胡汤……五更咳嗽，为食积之火，至寅时流入肺经，加莱菔子。"先贤皆有妙论，后学咸当遵旨。故首诊以小柴胡汤化裁治之，盖取"小柴胡能通水津，散郁火，升清降浊，左宜右有，加减合法，则曲尽其妙"之意。二诊，患儿咳嗽明显见轻，知理已应思，法已对证，药已中病，故效不更方，仍以小柴胡汤化裁治疗，以图病安。

按：此为先生治饮食咳嗽的案例。《素问·咳论》曰："五脏六腑皆令人咳，非独肺也。"小儿脾（胃）常不足，肺常娇，脾主运化，胃主受纳，内伤饮食，脾胃受伤水津失运，停聚于胃则为疾为饮，上逆于肺而咳嗽；此乃经云"聚于胃，关于肺"。气机阻滞，肺失和降，导致肺的宣发肃降功能失调而引起咳嗽。气机郁滞，气不畅行故大便秘结。古人云"胃不和则卧不安"。治疗以消食导滞，健脾和胃，疏肝理气，调畅气机为主。小柴胡汤加减使脾胃健、肝气疏、气机畅，则宣降功能得以恢复，咳自止，诸症消。

（10）银翘马勃散解乳蛾案

温某，男，4 岁。1991 年 3 月 15 日就诊。

2 天前患儿因受凉后开始发热，温度高达 39℃，无汗恶寒，咽不适，鼻塞清涕，打喷嚏，大便干结，3 天未解。刻诊：扁桃体Ⅱ度肿大、有脓点，舌红，苔黄腻，脉浮数。

诊断：乳蛾。

辨证：外感风热，积热上攻。

治疗：清热解毒，利咽散结。

方剂：银翘马勃散加减。

药物：金银花 15g，连翘 15g，马勃 10g，射干 8g，牛蒡子 15g，山豆根 8g，重楼 10g，紫花地丁 15g，野菊花 15g，木蝴蝶 8g，僵蚕 10g。

3 剂，水煎服，每日 1 剂，每日 3 次。

医案释要：患儿感寒后发热，伴随有外感表现，结合扁桃体肿大化脓，即可诊断为乳蛾。《疡科心得集·卷上》："夫风温客热，首先犯肺，化火循经上逆入络，结聚咽喉，肿如蚕蛾，故名喉蛾。"《济生方·咽喉门》说："多食炙煿，过饮热酒，致胸膈壅滞，热毒之气不得宣泄，咽喉为之病焉。"此二者皆为乳蛾成病之因。结合患儿舌红苔黄腻，脉浮数，可知有湿热，治以清热解毒化湿、利咽散结宣痹，故选用《温病条辨》银翘马勃散加味是为正治。

按： 此为先生用温病经典方治疗扁桃体的案例。本例患儿所患扁桃体炎为外感邪气所致。咽喉为邪入之门户，是热毒易聚之点，是儿科最易引起发热的疾病之一。临床常据《温病条辨》"太阴湿温，喉阻咽痛者，银翘马勃散主之"而立清热解毒利湿之法，疗效肯定，可祛其湿、热、毒。

（11）宣白承气汤平热哮案

周某，男，8 岁。1985 年 3 月 11 日就诊。

患儿宿有哮喘，经西医治疗 4 年未发，半年前因受凉后出现发热、咳嗽、鼻塞、喷嚏、流涕等，经口服西药治疗，3 天后热退，但咳嗽未止。1 周后又出现咳嗽，喘促，求治于我院，诊断为小儿哮喘，经静脉滴注抗感染、雾化吸入解痉平喘等治疗后，咳嗽减轻，遂出院。而后咳嗽时作时止，时轻时重，晨起为甚，自诉喉间痰阻一直未除。期间感冒几次，均致咳嗽加重，哮喘反复，家属诉近半年中西药不断。3 天前可能吸入灰尘等异物，咳嗽阵发性加剧，动后气紧，甚则喘息不能平卧，腹胀，大便不通。经服西药治疗效不佳，遂来求治。平素喜食辛辣、海鲜等食物，近半年未忌上述饮食。查体：双肺听诊呼吸音粗，可闻及哮鸣音。刻诊：咳嗽阵作，声高气急，阵发性加剧，喘息气紧，甚则喘息不能平卧，喉间痰鸣，腹胀，纳呆，便干，舌红，苔黄，脉数。

诊断：哮喘（发作期）。

辨证：肺热炽盛，腑气不通。

治法：清肺化痰，通腑泄热。

方剂：宣白承气汤加减。

药物：生石膏 15g，生大黄 6g，杏仁 10g，桑白皮 15g，藿香 8g，射干 10g，牵牛子 10g，鱼腥草 20g，瓜蒌皮 12g，紫苏子 10g，葶苈子 10g，炙枇杷叶 15g，重楼 12g。

4 剂，水煎服，每日 1 剂，每日 3 次。

3 月 16 日二诊：服上药 4 剂后病情好转，上述症状均减，仍咳，但无气紧，便结。查体：双肺未闻及哮鸣音，舌红，苔黄，脉数。

诊断：咳嗽。

辨证：肺肠余热，肺气失降。

治法：清热涤痰，通腑降气。

方剂：葶苈丸加减。

药物：葶苈子 10g，杏仁 6g，防己 6g，牵牛子 10g，重楼 12g，鱼腥草 20g，知母 8g，芦根 10g，桑白皮 12g，紫菀 15g，款冬花 15g。

4 剂，水煎服，每日 1 剂，每日 3 次。

3 月 21 日三诊：患儿病情好转，偶咳嗽，晨起为主，活动后咳嗽，面白汗多，纳呆，舌淡红，苔白，脉细。

诊断：咳嗽。

辨证：肺肾气虚，气机不畅。

治法：补肺益肾，调畅气机。

方剂：小柴胡汤化裁。

药物：柴胡 10g，黄芩 10g，京半夏 10g，党参 12g，天冬 12g，五味子 6g，菟丝子 15g，益智仁 15g，甘草 3g，皂角刺 6g。

3 剂，水煎服，每日 1 剂，每日 3 次。

服上方后，患儿诸证消失，嘱其平时加强调护。

医案释要：患儿以咳嗽、喘息气紧为主诉，根据病史及体格检查即可诊断为哮喘。哮喘之病，病位在肺，与五脏六腑有关，正如《内经》所言"五脏六腑皆令人咳"一样，五脏六腑、寒热虚实也令人喘。患儿以咳嗽、痰阻、喘息气紧为主症，为"诸气膹郁，皆属于肺"之候，病在手太阴肺经。患儿素喜辛燥，热积于中焦，移热于肠，上蒸于肺，致肺肠积热，腑气不通，气逆向上。肺气以降为顺，故气逆而咳。"肺与大肠相表里"，肺热下移大肠，肠腑热结，腑气不通故见大便干结。结合舌脉舌质红、苔黄、脉数，属热属实。四诊合参当辨为肺热炽盛，腑气不通证。根据首诊时表现为肺肠积热，腑气不通，肺气上逆，痰闭气道所致，当予以清肺化痰、通腑泄热，方选宣白承气汤加减。原方由生石膏、生大黄、杏仁、瓜蒌皮组成，以清肺定喘，泻热通便。方中生石膏清肺泻热，生大黄通腑泻下，杏仁降肺，瓜蒌皮化痰。配桑白皮、重楼加强清肺泻肠之力。葶苈子、紫苏子加强降逆平喘之效，牵牛子荡涤水湿助大黄泻下，射干豁痰利咽以息痰鸣。诸药合用，腑气得通，肺气得降，喘息得平。二诊时，已无气紧，仍有咳嗽、便干，为肺肠之热未尽，腑气不通，肺气失降，用葶苈丸加减。方中葶苈子泻肺平喘，杏仁肃降肺气，防己搜涤经络郁痰，牵牛子荡涤脏腑及三焦水饮痰湿。加重楼、鱼腥草、芦根、桑白皮清热解毒化痰。三诊时喘促已止，唯见咳嗽，晨起为主，此乃少阳初升之际，气机欲展之时。经首诊二诊治疗，因泻下腑已通，因化痰痰渐去，但余邪未解，郁滞枢机，气机不畅，咳嗽终不得解。枢机者，门户之轴也。枢机不利，则气之升降出入受到影响，肺气升降也受其制，故此咳嗽来自少阳也。遂用小柴胡汤调气机，散郁火。久病伤及肺肾，故加用补气润肺、固肾纳气之药，使气有所主，出入有根，体现了补不留邪，去除宿根，畅达气机之治疗大法。

按：此案中，先生运用了中医理论的"肺与大肠相表里"，采取了上病下取的治法，意在告诫后学要"观其脉证，知犯何逆，随证治之"。《温病条辨》云："阳明温病，下之不通，其证有五：……喘促不宁，痰涎壅滞，右寸实大，肺气不降者，宣白承气汤主之。"根据本证病因病机及临床表现可诊断本患儿为太阴阳明同病，肺肠一并积热。积热久羁，弥漫三焦，积热阻滞肺与大肠，则腑气不通，腹胀满，大便不解。又因肺与大肠相表里，表里两经同病，肺气不得肃降，反向上逆则发咳嗽。治宜清肺泻热，降气通腑标本兼治，选用宣白承气汤加减。故腑气通，大便调，肺气肃降自如则咳嗽止，后以小柴胡汤加减顺畅气机，固肾敛肺以固疗效。

（12）牛蒡甘桔汤清乳蛾案

赖某，男，6 岁。1986 年 3 月 5 日就诊。

3 天前因进食辛燥食品后开始发热，体温高达 39.8℃，服退热药后热退，稍后复热，不恶寒，伴口臭，咳嗽，流黄稠涕，大便稀、有风泡。口服阿莫西林克拉维酸钾 0.125g，每日 2 次。上述症状无缓解，遂来我院就诊。刻诊：发热，咳嗽，咽痛，口臭，流黄稠涕，大便稀有风泡。喉核赤肿可见白色脓点，舌红，苔黄腻，脉滑数。

诊断：乳蛾。

辨证：湿热互结，毒聚咽喉。

治法：清热化湿，解毒利咽。

方剂：牛蒡甘桔汤。

药物：牛蒡子 15g，桔梗 10g，黄连 5g，黄芩 10g，射干 8g，郁金 10g，法半夏 10g，炙枇杷叶 15g，杏仁 10g，滑石 20g，山豆根 8g，重楼 10g，白花蛇舌草 10g。

3 剂，水煎服，每日 1 剂，每日 3 次。

3 月 9 日二诊：服药后，脓点消退，体温略降，早晚咳甚，痰多，大便稀，舌红，苔黄腻，脉滑数。

诊断：乳蛾。

辨证：湿热留恋，夹痰阻肺。

治法：清热化痰，解毒利咽。

方剂：千金苇茎汤加减。

药物：苇茎 15g，冬瓜子 10g，薏苡仁 15g，桃仁 10g，射干 8g，郁金 10g，法半夏 10g，炙枇杷叶 15g，杏仁 10g，滑石 20g，白豆蔻 8g，葶苈子 10g，刘寄奴 10g。

3 剂，水煎服，每日 1 剂，每日 3 次。

服药后，诸症消失，病已痊愈。

医案释要：以患儿就诊时发热，咳嗽，咽痛，喉核赤肿，可见白色脓点等表现，结合舌脉可诊断为乳蛾。患儿平素喜食辛辣之品，五味过极，辛辣无度易酿湿生热。患儿进辛辣食物后，引动肺胃宿热，热蒸湿动，热毒与湿热互结，毒聚咽喉，气血壅滞，血滞为痈，肉腐为脓，则见发热，咳嗽，咽痛，喉核赤肿、有白色脓点。口臭、流黄稠涕为肺胃湿热熏蒸的表现。结合舌脉之舌红苔黄腻，脉滑数，四诊合参当辨证为湿热互结，毒聚咽喉。患儿首诊时发热，咳嗽，咽痛，喉核赤肿、可见白色脓点等表现，为湿热互结，毒聚咽喉，气血壅滞，肉腐为脓所致，治宜清热化湿、解毒利咽，方选牛蒡甘桔汤加减。原方减玄参、麦冬、连翘、甘草，加黄连、重楼、白花蛇舌草以清肺胃湿热，杏仁、射干、枇杷叶、郁金取上焦宣痹汤之意以清宣肺痹，加滑石以强化湿之力。二诊时脓点消退，发热略降，早晚咳甚，痰多，大便稀，为湿热渐去，肺热仍存，夹痰阻肺，治宜清热化痰，解毒利咽，选用千金苇茎汤加减。在原方基础上加用杏仁、射干、枇杷叶、郁金、法半夏、葶苈子化痰止咳，白豆蔻芳化中焦以化湿，刘寄奴解毒化瘀，散结消肿。服药后病痊愈。

按：先生认为本病为湿、热、毒三者相聚为患，故本病的治疗要建立在对此三因清晰辨证的基础之上，此案是先生用中药重剂治愈化脓性扁桃体炎的案例。叶天士云："襁褓小儿，体属纯阳，所患热病居多。"张仲景云："热之所过，血为之凝滞，必发痈脓。"扁桃体炎是最易引起小儿发热的疾病之一，可因外感所致，也可因伏邪外发，发作时多用清热解毒之法，由饮食诱发者多夹湿热为患，治疗时夹湿就以利之芳化之，使热毒与湿分离，方可祛其湿、热、毒。咽为肺之门户，故咽喉与肺常常相连，尔后多以清肺化痰法善其后，方可使病治愈。

（13）泻白散合葶苈丸治痰哮案

罗某，男，3岁。1986年9月16日就诊。

患儿3个月前受凉后出现咳嗽，喉间痰鸣，鼻塞，流涕，气紧，动后尤甚，经治疗后好转，但咳嗽一直未愈。1周前感冒后出现咳嗽加重，阵发性串咳，喉间痰响，呼吸气紧，夜间尤甚，无鼻塞、喷嚏、流涕，经口服西药治疗效不佳，遂来求治。查体：肺部听诊呼吸音粗，可闻及哮鸣音。刻诊：阵发性串咳，喉间痰响，呼吸气紧，夜间尤甚，稍纳呆，大便干燥，舌淡红，苔白腻，脉浮数。

诊断：哮喘。

辨证：痰热壅肺。

治法：泻肺通腑，降逆化痰平喘。

方剂：泻白散、葶苈丸化裁。

药物：桑白皮 15g，地骨皮 15g，射干 10g，瓜蒌皮 12g，紫苏子 10g，葶苈子 10g，黄芩 12g，炙枇杷叶 15g，重楼 12g，鱼腥草 20g，牵牛子 10g。

3 剂，水煎服，每日 1 剂，每日 3 次。

9 月 20 日二诊：咳嗽气紧好转，夜喘消失，大便仍干，舌淡苔白，脉细数。

诊断：咳嗽。

辨证：热滞下焦，腑气不通。

治法：调畅气机，清润肺金，化痰止咳。

方剂：小柴胡汤加减。

药物：柴胡 8g，黄芩 8g，京半夏 6g，党参 10g，麦冬 12g，知母 10g，白前根 12g，五味子 6g，诃子 6g。

3 剂，水煎服每日 1 剂，每日 3 次。

服药后，诸症消失，嘱其注意加强调护。

医案释要：根据咳嗽，喉间痰鸣，气紧夜间尤甚等症状，结合舌脉可诊断为哮喘。外感风热时邪，引动肺蕴伏痰致痰气互结、壅阻气道而发哮喘。体内宿有伏痰留饮，风热之邪侵袭肺卫，致使肺失宣肃，外邪与伏痰胶结，壅阻于气道，故出现咳嗽，喉间痰鸣，气紧。肺移热于大肠则见大便干。结合舌淡红、苔白腻、脉浮数等舌脉，四诊合参当辨证为痰热壅肺证。根据首诊时表现咳嗽，喉间痰鸣，气紧等表现，确诊为哮喘发作期，治则当攻邪以治其标。辨为痰热壅肺之证，治疗宜泻肺通腑，降逆化痰平喘，方选泻白散合葶苈丸加减。方中桑白皮、地骨皮、黄芩清肺热，紫苏子、葶苈子降气泻肺平喘，重楼、鱼腥草加强清热之力，牵牛子荡涤脏腑及三焦水饮痰湿，射干、枇杷叶利咽止咳化痰。二诊时咳嗽气紧好转，夜喘消失，大便仍干，此时肺热已清，唯下焦仍有热滞，此时标证几愈，以治本为主，当调理肺脾肾等脏腑功能。治宜调畅气机，清润肺金，化痰止咳，选用小柴胡汤基础上加用知母、麦冬润肺金，白前根清肺化痰止咳，五味子、诃子敛肺补肾。

按：先生此案重在强调哮喘发作期加强对宿根的控制，缓解期注重对本虚的扶助。哮喘与肺脾肾三脏相关，其标在肺，其本在脾、肾。此病案中患儿为热喘，处于发作期，故以治标为主，治则上以清其肺热，泻降其上逆之肺气，化痰以平喘。故首诊中用泻白散加减以图治，服药 3 剂后，标证几愈。二诊中续以清润肺金，化痰止咳，调理气机以调复其脏腑功能，用小柴胡汤加减。标证愈后，哮喘缓解期的治疗甚为重要。这一期间，乃为治本的时期，据病机以调补脾肾，达到治本。肾为先天之本，主纳气；脾为后天之本，生痰之源。唯肾精充盈、脾气健运，痰无以生，无以为患，则肺主治节功能方能正常。本复则标以消，哮喘方能得治。哮喘辨证有寒证、热证之分，临证当慎以辨证而治之。

（14）苏陈九宝汤治寒哮案

冉某，男，11岁。1987年11月7日就诊。

患儿反复哮喘半年，复发2天。半年前哮喘，于先生处治疗缓解已近3年。此次因上体育课运动后适逢降雨，雨水加汗水未及时更衣，回家后有些咳嗽，第二天仍上课，咳加重，甚时则气紧气急。放学回家服用了止咳平喘类中成药。坚持到次日至先生门诊就诊。刻诊：咳嗽喘急，阵性发作，胸闷不舒，张口抬肩，鼻塞、流清涕，喉间吼痰，大便干，小便短，舌淡苔白，脉浮不数。查体：咽不充血，扁桃体不大，无脓性分泌物。肺部听诊呼吸音粗，双肺痰鸣喘鸣，呼吸快，呼多吸少，无发绀、缺氧等体征。

诊断：哮喘。

辨证：风寒袭表，痰饮内动。

治法：宣肺散寒开闭，降逆平喘涤痰。

方剂：苏陈九宝汤加减。

药物：麻黄10g，杏仁10g，甘草3g，薄荷10g，橘红10g，紫苏10g，槟榔10g，官桂6g，射干6g，旋覆花10g，枇杷叶10g，细辛3g。

2剂，水煎服，每日1剂，每日3次。

11月9日二诊：患者咳喘嗽明显好转，喉中痰声明显。刻诊：咳嗽吼痰，喉中痰鸣，晨起尤其，二便调，舌淡苔白，脉弦滑。查体：咽不红，扁桃体不大，肺部呼吸音稍粗，有痰鸣但喘鸣音消失。

诊断：哮喘。

辨证：风寒袭表，痰饮内动。

治法：宣肺散寒开闭，降逆平喘涤痰。

方剂：苏陈九宝汤加减。

药物：麻黄10g，杏仁10g，甘草3g，乌梅10g，橘红10g，紫苏10g，槟榔

10g，官桂 6g，射干 6g，旋覆花 10g，白芥子 10g，细辛 3g。

3 剂，水煎服，每日 1 剂，每日 3 次。

医案释要：患儿原有哮喘，此病医于反复，根在宿痰不易除，稍有外感即可引发哮喘。本案即为外寒引动伏痰，致痰气相搏而发病。治疗时要散寒同时也要化痰。故选用苏陈九宝汤。此方有三拗汤宣肺降逆以平喘，紫苏、陈皮、槟榔散寒宣达治痰气，官桂、细辛祛伏痰，加射干、薄荷利咽疏导，全方合用既散外寒又化里饮更平上逆之肺气，辨证准确，两方得效。首诊去掉了乌梅，恐其收涩。二诊时恢复之，是因表邪不重，取其利痰抗过敏之功，加白芥子更行祛除寒痰阻伏之道。

按： 此案中，先生治哮喘并对哮喘发病机制做了很好的诠释。哮喘的发生需具备三个条件，如《证治汇补》有"外有非时之感，膈有胶固之痰，内有壅塞之气"之言，先生辨证选方紧扣这三个环节。方中陈皮、槟榔、官桂直指沉伏在膈的痰，紫苏、薄荷祛外来之邪，三拗汤再平息气道搏击的上壅之气。同时，先生也诠释了《医学三字经》"肺如钟，撞则鸣；风寒入，外撞鸣"之理，意在强调风寒外入是引发咳嗽哮喘的重要病因。

（15）杏仁滑石汤治咳泻并病案

马某，女，6 岁。1988 年 1 月 12 日就诊。

患儿因咳嗽 1 周伴腹泻 3 天就诊。患儿先病咳嗽，出现咳嗽、流清涕、咽痛等不适，自服中成药不效，又在某诊所看中医处以麻杏石甘汤，疗效不佳。3 天前开始腹泻，家长也不知是吃中药之故还是本身病情变化，遂前来就诊。刻诊：咳嗽频频，黄色黏痰，不易咯出，咽痛咽痒，大便不爽，日行 5 次，泻下黏滞，泻物臭秽，小便黄少，舌红，苔黄灰腻，脉滑数。查体：咽部充血，咽后壁有滤泡，扁桃体Ⅱ度肿大，无脓性分泌物，肺部呼吸音稍粗，未闻干湿啰音，腹部肠鸣，无压痛及反跳痛。检查胸片示：双肺纹理稍增多模糊，大便常规发现较多的白细胞，无脓细胞及吞噬细胞。

诊断：咳泻同病。

辨证：肺金湿热，下注大肠。

治法：清热化湿，宣肺化痰。

方剂：上焦宣痹汤、杏仁滑石汤加减。

药物：杏仁10g，滑石10g，黄芩10g，橘红10g，黄连5g，郁金10g，通草10g，厚朴10g，半夏10g，炙枇杷叶12g，车前草15g，秦皮10g，白头翁15g。

2剂，水煎服，每日1剂，每日3次。

1月14日二诊：症状大减，腹泻消失，咳嗽减少，痰声加重，舌红，苔白灰腻，脉滑数。

诊断：咳泻同病。

辨证：肺金湿热，下注大肠。

治法：清热化湿，宣肺化痰。

方剂：上焦宣痹汤、杏仁滑石汤加减。

药物：杏仁10g，滑石10g，黄芩10g，橘红10g，黄连5g，郁金10g，通草10g，厚朴10g，半夏10g，枇杷叶10g，胆南星6g，信前胡10g。

3剂，水煎服，每日1剂，每日3次。

医案释要：患儿就诊时以咳嗽、腹泻为主诉，说明病在肺肠。六淫致咳致泻，湿邪更首当其冲。患儿先病咳嗽，可能直接感觉湿邪，也可能引动内湿而致湿与热合成湿热之证。肺与肠相表里，湿热可从肺而下注肠，致肺肠湿热证。治疗立法应两者同施，《温病条辨》的杏仁滑石汤即有功。方中有清热宣肺之药，又有利湿化浊之药，上可宣达，下可清利。处方时恐利湿清热药不够，加车前草、秦皮、白头翁清利解毒，两药进而症大减。二诊考虑病机未变，只是痰湿更生，故加用了胆南星、信前胡加强化痰而收尾告功。

按：此案为脏腑同病之治。在外感病证中，肺肠性疾病是最多的，肺与大肠相表里也是现在研究最多的证治。肺受病，传大肠。一是肺热致肠热致便秘，二是湿热从肺移肠，引发大肠湿热的泄泻。后者临床出现时也属常证。关键在治疗时如何立法简易，选方有别。一般者多在清热宣肺的方中，加些清热利湿的大肠用药。而功深者则可一石二鸟，用一方治两病。先生此案，直击两害。后辈执方一定要多要广，还要深领方意，才能更好地拓展临床。

（16）金水六君煎治哮喘缓解期案

郭某，男，7岁。1988年2月17日就诊。

患儿哮喘反复发作3年。3年中哮喘每年发作至少3次。此次是因为患儿已上小学，再不能让哮喘频发折磨。于是找到先生调治并欲根治（最后2次哮喘发作为先生所治）。就诊时先生根据患儿的家庭生活状况，每次发作的时间诱因，辨证类型，治疗法方药味等权衡治疗。考虑以下几点：一是每次发作或为外感或为饮食作诱因；二是发作时吼痰特别明显；三是咳嗽并不剧烈；四是发作时面青舌淡；五是发作后常见疲乏心累；六是就诊时舌淡面白脉细；七是平时偏食喜吃糖果肉类生痰之物。

诊断：哮喘。

辨证：肾虚血枯，痰留伏膈。

治法：调血补肾，驱逐伏痰。

方剂：金水六君煎。

药物：当归 5g，熟地黄 10g，陈皮 6g，半夏 6g，茯苓 10g，炙甘草 3g。

先以上方服用 15 剂，继以上药 30 剂打粉做成丸剂，每日 1 丸，日服 3 次，连用 3 个月。

追踪 3 年，哮喘未发，病告痊愈。

医案释要：哮喘的治疗，发作期攻邪为主，缓解期扶正为要。本病属于缓解期，属扶正之治。扶正者在于补益肺脾肾，使其津液运行正常，则痰无停留之地。先生详细辨证认为，此病医于反复，根在宿痰不易除，稍有外感即可引发哮喘，所以祛痰为主要目标。然要使痰祛，必须寻找其痰不祛之因。本案根据前述七点，视为肾虚血枯，痰留伏膈。故以调血补肾、驱逐伏痰立法，方选金水六君煎。本方乃景岳名方，二陈汤加当归、熟地黄而成。一在祛痰，二在养血润痰，三在补肾化气。长期服用定能消除哮喘顽根，气道通畅，肺应顺然，病可痊愈。

按：此案治法为先生治哮喘拔根之法。哮喘之所以难治，难在不易去根，易于反复，多年仍存。治疗时，不但要在发作期明确如何平喘，更要使其不再发作，方可称为上工。去根疗法，说来简单，很难坚持。患儿家长要有服药耐心，医者要有认清病根之功力，才可奏效。先生在哮喘缓解方剂中推崇金水六君煎，是因众多病例因此方得效，同时也认为张景岳在"新方八阵"中所列方剂实为临床效方，在前面医案中所用的六安煎亦出自"新方八阵"，读者可自验之。

（17）*苏子降气汤治哮喘案*

祝某，女，3 岁。1987 年 12 月 23 日就诊。

患儿近 3 个月反复咳嗽，吼痰，气紧。曾去多家医院治疗，缓解两三天病情又复，家长满腹唠叨。刻诊：咳嗽阵发，咳甚兼喘，张口呼吸，鼻塞流涕，喉间吼痰，大便溏，小便频，夜尿多，舌淡苔白，脉沉细。查体：面白唇淡，咽不充血，扁桃体稍大，咽喉有滤泡。双肺部听诊呼吸音粗，双肺痰鸣喘鸣，呼吸快，无发绀、缺氧等体征。

诊断：哮喘。

辨证：痰浊壅肺，下元虚损。

治法：降气疏壅，引火归原。

方剂：苏子降气汤。

药物：紫苏子 9g，半夏 9g，前胡 6g，厚朴 6g，陈皮 3g，甘草 6g，当归 6g，生姜 2 片，大枣 1 个，肉桂 3g。

3 剂，水煎服，每日 1 剂，每日 3 次。

12 月 26 日二诊：患者咳喘嗽明显好转，喉中痰声明显。刻诊：咳嗽明显减轻，喘症消失，喉中痰鸣，晨起及哭闹尤甚，二便调，舌淡苔白，脉弦滑。

诊断：哮喘。

辨证：痰浊壅肺，下元虚损。

治法：降气疏壅，引火归原。

方剂：苏子降气汤。

药物：紫苏子 9g，半夏 9g，前胡 6g，厚朴 6g，陈皮 3g，甘草 6g，当归 6g，生姜 2 片，肉桂 3g，五味子 6g，熟地黄 10g。

3 剂，水煎服，每日 1 剂，每日 3 次。

医案释要：哮喘辨证分寒热虚实，发作时有寒哮与热哮，夹杂证时常有，寒热错杂予以小青龙加石膏汤，虚实夹杂时最常用的就是苏子降气汤。本证有痰实于上，肾虚于下，组方时须有化痰宣畅之药，亦须温肾固气调血之药，便可控制上实下虚之证。苏子降气汤方意符合此意。苏子肃降肺气以平上逆之喘，半夏、前胡、陈皮化痰理肺，厚朴宽中祛湿，甘草、生姜、大枣调达水气，当归、肉桂温肾固元。全方合用有降气疏壅，化痰调元，平喘止咳之效。二诊时加入五味子、熟地黄固肾纳气，使肾强根实，不至于一有外感，则浮气于上，吼喘频作。

按：此案为先生治哮喘虚实夹杂时的方剂之一。哮喘发病，其标在肺，其本在肾。因肺气之根在肾。履发哮喘，必伤根本，致肾不纳气，气浮于上，喘咳常作。治疗时标本同治是其主法。《太平惠民和剂局方》之苏子降气汤因此功效，经历代之效验而著名。辨证是抓住下元亏损之候，即面白舌淡、尺脉弱、夜尿多等要点，准确用方。若病性缓解后再诊时，还可投以都气丸、八仙长寿丸以复其真。

（18）玉屏风散治鼻渊案

张某，男，4岁。1986年2月8日就诊。

1个月前因感冒后出现鼻塞，喷嚏，流清涕，经中西药治疗症状始终未全解，鼻涕时清时浊，阵发喷嚏，大便正常，纳食正常，偶有前额头痛。查体：鼻腔未见分泌物。刻诊：喷嚏，流涕，时清时浊，偶有前额头痛，舌淡红，苔白，脉数弱。

诊断：鼻渊。

辨证：肺气虚损，窍道不利。

治法：补益肺气，宣通鼻窍。

方剂：玉屏风散加减。

药物：党参10g，白术12g，防风6g，茯苓10g，辛夷8g，地龙10g，五味子5g，金樱子10g，僵蚕5g，板蓝根10g，甘草3g。

3剂，水煎服，每日1剂，每日3次。

2月12日二诊：病情有所好转，鼻流脓涕，头痛减轻。舌淡红，苔黄腻，脉数弱。

诊断：鼻渊。

辨证：肺气虚损，夹热滞脓。

治法：补益肺气，清热排脓。

方剂：玉屏风散加减。

药物：黄芪12g，白术12g，防风6g，皂角刺6g，细辛3g，重楼8g，生甘草6g，芦根10g，薏苡仁15g，鱼腥草10g，龙胆3g。

3剂，水煎服，每日1剂，每日3次。

2月16日三诊：服药后病情减轻，偶有鼻塞、喷嚏，无其他不适，舌淡红，苔薄白。

诊断：鼻渊。

辨证：肺卫不固，母病及子。

治法：补肺益肾。

方剂：玉屏风散、子母两富汤加减。

药物：生黄芪 12g，白术 12g，防风 6g，熟地黄 10g，麦冬 10g，皂角刺 6g，桂枝 6g，白芍 6g，川芎 12g，当归 6g，益智仁 15g，肉苁蓉 6g，龙胆 3g。

3 剂，水煎服，每日 1 剂，每日 3 次。

2 月 20 日四诊：服药后病情明显好转，偶有鼻塞，无其他不适，舌淡红，苔薄白。

诊断：鼻渊。

辨证：肺气虚损，瘀阻鼻窍。

治法：补肺益肾。

方剂：玉屏风散、子母两富汤加减。

药物：生黄芪 12g，白术 12g，防风 6g，皂角刺 6g，桃仁 5g，草果 3g，红藤 8g，白豆蔻 6g，川芎 12g，益智仁 15g，龙胆 3g，败酱草 10g，益母草 10g，川红花 3g，川牛膝 6g，白芍 6g，菟丝子 15g。

3 剂，水煎服，每日 1 剂，每日 3 次。

服药后，诸症消失，未再反复。

医案释要：患儿首诊时有喷嚏，鼻涕时清时浊，偶有前额疼痛等表现，结合舌脉可诊断为鼻渊。患儿初诊时表现为鼻塞、喷嚏、流涕、鼻涕时清时浊等鼻窍之症，其病在肺，似感冒之病。但因鼻病时间较久，感冒已无法解释。无论外感还是内伤，实证还是虚证，不管寒邪还是热邪，痰湿与痰饮，皆致肺之病。肺气虚弱，失于宣降，肺窍为之不利，则出现鼻塞、喷嚏、流涕等症状。结合舌淡红苔白、脉数弱，四诊合参当辨证为肺气虚损，窍道失利。根据首诊表现，患儿肺气虚弱，失于宣降，鼻窍失利，致鼻塞、喷嚏、流涕，治宜补益肺脾，宣通鼻窍，方选玉屏风散加减。以党参易黄芪重在补肺气，茯苓健脾以补土生金，五味子、金樱子敛肺气，辛夷、地龙、僵蚕通利鼻窍。二诊时症状减轻，仍流脓涕，为肺气虚损，夹热滞脓，治宜补益肺气，清热排脓，仍用上方加减，皂角刺、龙胆、鱼腥草、重楼、芦根、薏苡仁清热排脓，细辛温通鼻窍。三诊病情减轻，偶有鼻塞、喷嚏，此时母病及子，肺气不固，病久及肾，方选玉屏风散合子母两富汤，补益肺肾。四诊时病情明显好转，偶有鼻塞，为肺气虚损，瘀阻鼻窍，仍守方在玉屏风散基础上加皂角刺、桃仁、红花、川芎、牛膝、益母草、白芍活血通络，益智仁、菟丝子补益脾肾。经治疗患儿病情痊愈，未再反复。

按：先生在治疗本病时常攻补兼施，在通利的同时更注重补虚，其常援引《黄帝内经》所言"邪之所凑，其气必虚"。鼻渊为儿科常见疾病之一，多为实证。由实致虚者也不少见，尤其是反复不愈，长期鼻窍不利者。《素问·金匮真言论》说"西方白色，入通于肺，开窍于鼻，藏精于肺"，故肺有病无论实与虚，鼻窍则为之不利。本患儿素体肺脾两虚，日久生化乏源，宗气不足，卫外不固，故施以玉屏风散加减以健脾益气，补肺固表，以补土生金。"肺气不宣，腑气不降"，肺与大肠相表里，用红藤、败酱草等表里经同治。久病及肾，邪气入络，故加用了补益脾肾、活血通络等药同治，病情向愈。后期母病及子，致肾气亏损，应注意补肾治疗，遂加子母两富汤以肺肾双补。

2. 脾系疾病

（1）四君子汤合半夏泻心汤止腹痛案

邓某，男，11岁。1983年8月10日就诊。

3年前患儿开始时常腹痛，痛甚呕吐，吐后痛稍减，腹痛发作频繁，每次持续时间不长，口服抗生素等治疗后腹痛好转。1个月前食不洁食物后又出现腹痛，痛势不剧，多在进食后痛，大便不调，先干后稀，稍纳呆，眠可。舌淡红，苔白，脉缓。

诊断：腹痛。

辨证：肝脾不和。

治法：调和肝脾。

方剂：四君子汤、半夏泻心汤化裁。

药物：党参10g，炒白术15g，茯苓15g，青皮10g，法半夏8g，黄芩8g，黄连6g，干姜10g，佛手12g，香橼10g，延胡索10g，牡丹皮12g，焦栀子12g。

3剂，水煎服，每日1剂，每日3次。

8月13日二诊：服药后，腹痛愈，诉纳呆，面青白，舌淡，苔白。

诊断：纳呆。

辨证：脾胃虚弱，枢机不利。

治法：调畅气机，健运脾胃。

方剂：小柴胡汤化裁。

药物：柴胡 12g，黄芩 12g，法半夏 12g，党参 15g，大枣 10g，生姜 6g，炙甘草 6g，紫苏梗 15g，藿香梗 15g，炒白术 15g，鸡矢藤 15g，隔山撬 15g，鸡内金 15g，刺蒺藜 15g。

4 剂，水煎服，每日 1 剂，每日 3 次。

服药后，随访 2 个月未再腹痛。

医案释要：根据就诊时表现，腹痛，痛势不剧，大便不调，先干后稀，结合舌脉可诊断为腹痛。患儿初诊时因进食不当而出现腹痛，为时邪入于胃肠导致脏腑功能失调。多在进食后发生，知其为肝胃不和，气机不畅所致，肝脾不和影响脾胃运化功能，则出现大便不调、先干后稀的症状。结合舌淡红、苔白、脉缓等舌脉，四诊合参辨为肝脾不和证。首诊时患儿表现为时邪侵犯肠胃，致脏腑功能失调，肝胃不和，气机失畅，治疗宜调和肝脾，健运脾胃，四君子汤合半夏泻心汤。方中四君子汤益气健脾，半夏泻心汤平调寒热，和其阴阳。加青皮、佛手、香橼、延胡索行气止痛，牡丹皮、栀子清解气分及血分之郁热。二诊时腹痛消失，述纳呆，面色青白，舌淡苔白，无其他不适，此时为脾胃虚弱，调气机以恢复脾运，方选小柴胡汤加减。原方小柴胡汤以和解少阳，使枢机得利，脾胃调和则诸证自愈。加紫苏梗、藿香梗、炒白术、鸡内金起芳香醒脾，行气健脾之功，隔山撬、鸡矢藤开胃消食。全方使气机得利，脾胃运化功能恢复。

按：先生谓此案"受本难知，因发知受，发则可辨"，本腹痛之案，属于腹痛时间较久。发病之初，即痛不堪言，虽然做过治疗，仅属对症治疗，为西医没有根除所致。中医临证，难于追究几年前起病原因，只有辨现今之证。此病案为时邪入于胃肠所致脏腑功能失调，大便先干后稀、食后腹痛，知为肝脾不和，木不疏土，故疏肝健脾；针对病因，用焦栀子与牡丹皮分别清解气分与血分之湿热、郁邪，用黄芩、黄连与干姜，寒热并用以平调其胃肠、和其阴阳，以达肝脾和，功能复而病愈。

（2）辛凉解表汤治腹泻

梁某，女，9 个月。1987 年 4 月 25 日就诊。

患儿因发热伴腹泻 1 天就诊。1 天前突然开始腹泻，继而出现发热，在自家附近诊所看病，给予黄连素、金双歧治疗，效果不佳，就来先生处就诊。刻诊：大便泻下黄色水便，水多粪少，日行五六次，量不甚多，夹风泡及少许黏液，小便稍少，伴发热，体温波动在 37~38℃，喷嚏、清涕，轻咳，舌红，苔薄白，指纹青紫。查体：体温 37.9℃，腹柔软，按之无包块，哭时有泪，口唇不干。外院检查大便常规未见异常，血常规未查。

诊断：泄泻。

辨证：外感风热，水热迫肠。

治法：辛凉解表，清肠利水。

方剂：辛凉解表汤加减。

药物：薄荷 8g，蝉蜕 6g，前胡 5g，瓜蒌皮 6g，淡豆豉 5g，牛蒡子 8g，桔梗 6g，黄芩 6g，木通 3g，车前子 10g。

2 剂，水煎服，每日 1 剂，每日 3 次。

医案释要：泄泻分外感与内伤。外感者，风寒，风热，湿热，暑热皆是因。本案因起病即为泻，但从大便为黄色且夹风泡，可初识为有热有风。腹泻后又出现发热、喷嚏、清涕、轻咳等伴症，更应为风热之状。风热者，多现感冒咳嗽等征，但邪之犯肠，致清浊不分，水走肠间，亦可出现腹泻。治疗当以疏风解表，引水入膀。选用辛凉解表汤加利尿药即可。以一组辛凉解表药薄荷、蝉蜕、前胡、淡豆豉、牛蒡子为主，解表透热以使外来之邪由表出体；加黄芩、木通、车前子清热而利小便，俾热从尿走，所谓利小便而实大便；加桔梗升提载气之上升，而不让津液下泄，是治腹泻之要药。诸药合用清透风热，利水实便，从而发热退，腹泻止，表证除，病作愈。

按：此案为先生治腹泻的一个特别用方案例。泄泻者，一般属热，多用葛根芩连汤。而葛根芩连汤之治应为湿热里热，因本方不解表。先生临床，以及编写教材涉及本证时，多选辛凉解表汤。本方看似一组辛凉解表药，但对外感表证明显而兼腹泻的病证是有效的，同时也体现外感温病轻清宣透之法，特别要注意的是，泄泻可通过解表而愈。

（3）藿朴夏苓汤止泻案

梁某，男，1 岁。1986 年 5 月 15 日就诊。

患儿约 20 天前无明显原因出现大便稀溏，一直服黄连素、金双歧效果不佳，大便泻下如蛋花汤样，呈青黄色，每日 3 ~ 4 次，量不甚多，多食后即泻，小便量可，反复低热，下午及入夜后明显，体温波动在 37 ~ 38℃，面色稍黄，体倦乏力，少动懒言，纳呆。患儿出生 1 个月时曾有无原因腹泻史 1 周，后自愈。查体：体温 37.9℃，腹柔软，按之无包块，哭时有泪，口唇不干。5 月 13 日在外院检查大便常规正常。刻诊：大便下如蛋花汤样，呈青黄色，每日 3 ~ 4 次，量不甚多，多食后即泻，小便量可，发热，面色稍黄，体倦乏力，少动懒言，纳呆，舌质淡红，苔白黄腻。

诊断：泄泻。

辨证：脾虚夹湿，郁而化热。

治法：清热化湿，温中健脾。

方剂：藿朴夏苓汤加减。

药物：藿香梗 6g，法半夏 5g，茯苓 10g，猪苓 8g，白豆蔻 3g，草果 2g，泽泻 6g，党参 8g，炮姜 5g，马鞭草 6g，三棱 5g，肉桂 3g，黄连 1.5g。

2 剂，水煎服，每日 1 剂，每日 3 次。

5 月 18 日二诊：此次来诊，大便稀溏，次数减少，每日 3 次左右，仍伴低热，偶咳，纳呆，舌质红，苔白黄腻，指纹青紫，隐于风关。

诊断：泄泻。

辨证：湿热迫肠，肺气上逆。

治法：清热利湿，化痰止咳。

方剂：三仁汤加减。

药物：杏仁 6g，白豆蔻 5g，薏苡仁 10g，厚朴 6g，法半夏 6g，通草 3g，淡竹叶 3g，滑石 10g，藿香 5g，泽泻 6g，白芥子 3g，炒莱菔子 8g，炙枇杷叶 8g，车前草 10g，芦根 8g，紫菀 6g。

2 剂，水煎服，每日 1 剂，每日 3 次。

5 月 20 日三诊：此次来诊，腹泻已愈，低热已退，现偶咳，有痰难咯，时流清涕，纳呆，不知饥，舌质淡红、苔薄白。

诊断：纳呆。

辨证：肺脾气弱，卫外不固。

治法：益气健脾，清肺止咳。

方剂：四君子汤加味。

药物：太子参 10g，炒白术 8g，茯苓 10g，炙甘草 3g，陈皮 6g，法半夏 6g，枳实 6g，竹茹 3g，僵蚕 6g，信前胡 8g，海浮石 10g，浙贝母 3g，黄芩 4g。

3 剂，水煎服，每日 1 剂，每日 3 次。

服药后随访，患儿大便正常。

医案释要：以患儿就诊时发热、大便泻下如蛋花汤样呈青黄色等为临床表现，结合舌脉、病史及辅查可诊断为泄泻。春末夏初之时，气候炎热，湿土当令，患儿稍有饮食不当，则致湿阻中焦，郁而化热，湿热下趋，迫注大肠而为泻。因治疗不当或不及时，脾恶湿，湿热犯脾日久，则健运失司，食不消化，故多食后即泻，同时伴见脾虚的一系列症状，且泄泻日久不愈。湿与热合，犯及中焦，伤及脾阳，则出现大便泻下如蛋花汤样，呈青黄色，发热，面色稍黄，体倦乏力，少动懒言，纳呆。结合舌质淡红、苔白黄腻，四诊合参当辨为脾虚夹湿证。首诊时患儿大便泻下如蛋花汤样，呈青黄色，发热，面色稍黄，体倦乏力，少动懒言，纳呆，辨为脾虚夹湿证，治宜清热化湿、温中健脾，选用藿朴夏苓汤加减。在原方基础上减解表之药，取其健脾化湿之功，加党参、草果益气健脾，肉桂、炮姜温脾阳以助脾运，黄连清热燥湿，三棱、马鞭草荡涤肠道积滞。二诊时患儿病减，大便次数减少，仍有低热，伴纳呆，咳嗽，为湿热下迫大肠，上熏于肺，传导失司，肺气上逆所致，治疗清热利湿，化痰止咳，方选三仁汤加减。在原方清热利湿基础上加藿香、泽泻、车前草加强利湿之力，白芥子、莱菔子、炙枇杷叶、芦根、紫菀清肺化痰止咳。三诊时腹泻痊愈，低热已退，偶有咳嗽，有痰难咯，时流清涕，纳呆，不知饥饿，为湿祛气伤，肺脾虚弱，卫外不固，治宜四君子汤加味。以原方益气健脾，补土生金，配以清肺化痰止咳之药调理。

按：先生治疗泄泻常宗万密斋的"止泻四法"，即温运、分利、升提、固涩。泄泻是临床上的常见病和多发病，西医学对病毒感染者无特殊治疗，常以保护胃肠黏膜、调整肠道菌群及平衡水电解质为法。中医治疗重在辨证施治，对于小儿更是本着顾护小儿脾常不足的生理特点进行治疗。本病初起乃因湿热交争于中焦，辨为湿热泄泻，所谓"治湿不利小便非其治也"，清热利湿本为正治，但患儿泄泻已久，"泄泻之本无不由于脾胃"，须从脾胃论治。且小儿有"易虚易实，易寒易热"的病理特点，脾虚日久，脾阳必损，故在用党参健脾的同时加用炮姜、肉桂温脾阳，使脾得温始运。正如《活幼口议·小儿泄泻》曰："泻初黄，良久变青色，乃脏寒之症……惟务温其脏腑，脏腑既温，寒何能流于肠胃之间？"更以久病多瘀稍加三棱，马鞭草荡涤肠道积滞。二诊中以三仁汤清热化湿止咳为主，后期以四君子汤加味调理脾胃而愈。

（4）小柴胡汤合增液汤通便案

王某，男，1岁。1985年5月20日就诊。

患儿自1年前停母乳后大便一直不畅，3～4天一行，先燥如羊屎，干结难行，后不甚干，仅排出不利，每次排便均哭闹不已，家长曾自行给予开塞露或果导片等可暂时缓解，停药后恢复如前。患儿平素倦怠嗜卧，精神不佳，不喜玩耍，纳食一直较差，稍食多即触之觉胀满。腹部B超无异常发现。查体：见鼻根色青，腹部胀硬，按之无包块。刻诊：大便不畅，3～4天一行，先燥如羊屎，干结难行，后者不甚干，仅排出不利，排便时哭闹，精神差，纳呆，舌质淡红少津，苔白干燥，指纹青紫于风关。

诊断：便秘。

辨证：气机郁滞兼阴虚。

治法：调畅气机，润肠通便。

方剂：小柴胡汤合增液汤加减。

药物：柴胡6g，黄芩6g，京半夏6g，南沙参10g，枳实6g，槟榔10g，牵牛子6g，玄参6g，麦冬6g，生地黄6g，玄明粉3g。

3剂，水煎服，每日1剂，每日3次。

5月24日二诊：大便仍先干后正常，但每天均能排便，量较少，精神较前好转，睡眠时间较前减少，仍纳呆，舌质淡，苔薄白。

诊断：便秘。

辨证：气机郁滞兼阴虚。

治法：调畅气机，润肠通便。

方剂：小柴胡汤合增液汤加减。

药物：柴胡6g，黄芩6g，京半夏6g，党参10g，枳实6g，槟榔10g，当归8g，麦冬6g，生地黄6g，肉苁蓉8g，焦山楂8g，玄明粉6g。

3剂，水煎服，每日1剂，每日3次。

5月24日三诊：大便基本正常，每日一行，不干不稀，量一般，患儿精神明显好转，比前好动，纳食稍增，仍不如意，稍纳多即不适，舌质淡，苔薄白。病已向愈，可事调理。

诊断：便秘。

辨证：脾虚。

治法：益气健脾，消食开胃。

方剂：六神汤加味。

药物：潞党参10g，炒白术10g，茯苓10g，炙甘草5g，白扁豆10g，怀山药10g，枳实6g，槟榔10g，牵牛子8g，厚朴10g，焦山楂8g，神曲10g。

4剂，水煎服，每日1剂，每日3次。

服药后，患儿大便正常每日一行。

医案释要：以患儿长期大便不畅，3~4天一行，排便时哭闹，精神差，纳呆，结合病史及舌脉可诊断为便秘。小儿脾常不足，湿邪侵及中焦，脾不化湿，湿阻气机，气机运行不畅，传导功能失常，糟粕不得下行，致大便不畅。燥屎难排则见排便时哭闹，气机不畅，脾失运化，则见精神差，纳呆。结合舌质淡，苔白，指纹青紫，四诊合参当辨为气机郁滞证。该患儿病起于断母乳后，体内环境，尤其是胃肠发生变化。人奶易消，他食难化，在个别婴儿身上可见到。起病时无外感之因，阳明腑实者，非也；积食滞肠，或燥热之品常食，或未进水果蔬菜，或滥用各种补品，而致肠道津液干涩，非也。大凡寻不着因之证，常以和解为法。小柴胡汤和解表里内外，沟通气血阴阳，推动身之一切可行之物，堪当此任，再合以增液汤润滑通便。二诊时排便较前好转，每日可解，精神有所好转，仍纳呆，为脾气不足，运行无力，肠道阻滞，继续守方加减，在上方基础上，加用当归、肉苁蓉、玄明粉润肠通便，党参益气健脾。三诊时大便已基本正常，纳食稍增，精神好转，仍有脾气虚弱，运化无力，胃失受纳之象，用六神汤加减益气健脾养阴，调理而愈。

按：先生常说小儿便秘的中医治疗传统上常加用大黄，殊不知小儿脾胃本为虚弱，大黄苦寒之盛，长期服用，可使小儿脾胃更虚，便秘反而加重。在此病例中，以小柴胡汤加减治疗便秘，不用大黄，亦能取得良好效果。《伤寒论》230条："阳明病，胁下硬满，不大便而呕，舌上白苔者，可与小柴胡汤。上焦得通，津液得下，胃气因和，身濈然汗出而解。"小柴胡汤，疏利气机，开郁畅气，调达升降。便秘本为气机郁滞，腑气不得下行所致，方用小柴胡汤为正治。首诊中加增液汤起润滑肠道的作用，二诊中加用当归、肉苁蓉养血润肠，潞党参益脾气作用更专，三诊中以六神汤健脾益气兼养脾阴，消食开胃以善后。

（5）益黄散开胃案

吴某，男，6岁。1986年2月15日就诊。

患儿1个月前开始食欲下降，不思饮食，纳谷不香，有时腹胀，喜食味重之物，不喜喝汤，小便清，大便调。腹部B超无异常发现。刻诊：不思饮食，纳谷不香，有时腹胀，喜食味重之物，不喜喝汤，小便清，大便调，舌淡，苔白，脉沉细。

诊断：厌食。

辨证：脾胃虚寒，脾虚食积。

治法：温中行气，调畅气机。

方剂：益黄散加减。

药物：陈皮6g，青皮6g，丁香6g，诃子6g，党参10g，干姜6g，白术12g，炙甘草6g，茯苓12g，白扁豆8g，枳实8g，柴胡8g。

2剂，水煎服，每日1剂，每日3次。

2月17日二诊：服上药2剂无明显效果，仍纳呆，舌淡，苔白，脉沉细。先生断为上药未能撼动病因，仍属脾胃气虚，脾虚失磨，饮食积滞，气机困阻，肝脾失和。

诊断：厌食。

辨证：脾胃气虚，脾虚失磨。

治法：调畅气机，运脾磨食。

方剂：一加减正气散。

药物：藿香梗10g，白茯苓15g，广陈皮8g，茵陈15g，马鞭草12g，隔山撬12g，鸡矢藤15g，苦荞头12g，龙胆5g，醋柴胡8g，炙黄芩8g，僵蚕12g，白蒺藜15g，焦山楂15g，牵牛子10g。

3剂，水煎服，每日1剂，每日3次。

服药后，患儿纳食正常，嘱其合理饮食。

医案释要：以患儿不思饮食、纳谷不香月余、腹胀等表现，结合病史及舌脉可诊断为厌食。脉沉在里，舌淡为虚，里虚相搏，其病在脾，脾阳不运，纳谷必少，脾胃相因故曰脾胃虚寒。结合舌质淡、苔白、脉沉细，四诊合参当辨为脾胃虚寒、脾虚食积证。小儿脾常不足，饮食不知自节，伤及脾气，日久损阳发为脾胃虚寒。首诊辨为脾胃虚寒，脾虚食积证，治疗温中行气，调畅气机，运脾磨食，方选益黄散加减。本方出自钱乙《小儿药证直诀》，药物组成为陈皮、丁香、诃子、青皮、甘草。多数为理气药物，而没有益气药物，却命名为益黄散。思之，脾为阳脏，主运化，脾运则健，不运则衰。通过理气药物的应用，达到运脾的效果，大气一转，阳气四至，精微散布，则生化万物。然二诊时效果不显，考虑用此方时应有大便稀溏之证，如上所述，本方虽名益黄，实则非补益脾胃之药，故效不佳可能源于此。遂用一加减正气散加减，以调畅气机，运脾磨胃。加龙胆、柴胡、黄芩，取小柴胡汤之意，清除郁热，调畅气机，恢复脾之运化功能。服药后患儿纳食基本正常。

按： 先生认为厌食一病，不离脾胃纳运失司，故治疗定在复其升降之责，使燥湿相济。《小儿药证直诀》有"不思乳食，大便乳食不消，或白色，是伤食，当下之，后和胃，下用白饼子，和胃用益黄散主之""脾胃冷，故不能消化，当补脾，益黄散主之"。病案首诊源于此而用此方，然效果不出，此因用本方时常应有大便稀溏之状，如书中所言："脾土虚寒，大便滑泄者宜之，虽名益黄，实非补益脾胃之专药。"后据《金匮要略》"趺阳脉浮而涩，浮则为虚，涩则伤脾，脾伤则不磨，朝食暮吐，暮食朝吐，宿谷不化，名曰胃反"，则考虑病因病机为脾虚不磨，不磨之物则阻气机，气机为之壅滞，因而恶性循环，更不能喜食，此非消导畅气所能治，故后以一加减正气散，意在调畅气机，运脾磨食。故曰"脾不在温，脾不在补，脾贵在运"。

3. 心肝系疾病

（1）泻黄散止小儿磨牙案

叶某，男，8岁。1988年9月25日就诊。

患儿以磨牙2年就诊。半个月前因肺炎在儿科住院，适逢先生查房，肺炎基本好转，开了调理方剂善其后。其间家长提到此儿经常磨牙，先生建议以后到门诊再进行专门的治疗。出院后1周即来此专看磨牙。刻诊：磨牙，每晚入睡后2

小时开始，每次磨30～60分钟，定时发作，声音很大，状如吃泡萝卜，隔壁房间可闻。家长须等1小时孩子停止磨牙时方能入睡。伴口臭，便干，舌质红，苔黄微腻，脉弦。

诊断：磨牙。

辨证：脾胃积热，夹风夹湿。

治法：清热醒脾，祛风除湿。

方剂：泻黄散加味。

药物：藿香15g，栀子15g，石膏20g，防风10g，藁本10g，蔓荆子10g，蝉蜕10g，苍术10g，滑石15g，通草10g，槟榔10g，枳实10g。

4剂，水煎服，每日1剂，每日3次。

医案释要：磨牙不是病，是症状，是损坏牙床的因素，也让家人休息不安。家长普遍认为是因为小儿有蛔虫，用过多次驱虫药无效。先生治本病多从风着手，或兼脾热，或兼胃火，或有肝热。本病因患儿长期口臭、便秘，故从脾胃积热夹风辨治。方中藿香、栀子、石膏、防风即泻黄散清泻脾胃积热，其中防风疏散风邪，加藁本、蔓荆子、蝉蜕以强散风透热之效，苍术、滑石、通草化浊清热使湿热从小便而出，槟榔、枳实通腑泄热，畅通气机。全方共奏清热祛风，通腑泄热之功。药到病除，患儿先进4剂，再服4剂即愈。

按：此患儿为先生治疗磨牙的一个代表性案例。磨牙多被认为是虫证，先生有其特殊的认识。仔细观察磨牙之状，好像一个磨子在碾转。之所以会动，是因为有风。风能发电，风能动容，风当然也能磨牙。治疗上抓住这点就能立其法。钱乙所创泻黄散，一是清除脾胃积热，二就是通过风药调畅气机。先生认定这个机制，临床每每见效。

（2）导赤散加味治夜啼案

叶某，男，1岁。1988年4月20日就诊。

患儿近1周来夜间睡眠易惊，烦躁啼哭，哭声响亮，每晚如此，白天玩耍如常，喜吐舌，面赤唇红，纳食一般，大便偏干，小便黄。查体：心肺腹未检出异常征象。刻诊：夜间易惊，烦躁啼哭，喜吐舌，纳食一般，大便偏干，小便黄，舌尖红，苔薄黄，指纹紫滞于风关。

诊断：夜啼。

辨证：心经积热。

治法：清心导赤，镇惊安神。

方剂：导赤散加味。

药物：生地黄 6g，淡竹叶 6g，川木通 5g，黄连 5g，蝉蜕 5g，酸枣仁 6g，龙骨 10g，鸡内金 6g，栀子 6g，炙甘草 3g。

3 剂，水煎服，每日 1 剂，每日 3 次。

4 月 24 日二诊：服药后睡眠较前明显好转，夜间不再惊叫，白天吐舌减少，大便仍偏干，舌质红，苔薄白。药已中病，守上方加减。

诊断：夜啼。

辨证：心经积热。

治法：清心导赤，镇惊安神。

方剂：导赤散加味。

药物：生地黄 6g，淡竹叶 6g，川木通 5g，黄连 5g，蝉蜕 5g，酸枣仁 6g，龙骨 10g，鸡内金 6g，栀子 6g，玄参 6g，麦冬 6g，炙甘草 3g。

3 剂，水煎服，每日 1 剂，每日 3 次。

服药后患儿睡眠甚佳，大便正常，随访 1 周未再反复。

医案释要：根据患儿夜间易惊、烦躁啼哭、喜吐舌等表现，结合舌脉可诊断为夜啼。心主火，热伏于内，扰动神明，故入夜心烦而啼。《保婴撮要·夜啼》云："心属火，见灯则烦热内生，两阳相搏，故仰身而啼。"《幼科发挥·心所生病》云："心属火则烦，多夜啼。"此证为受热所致，故哭声响亮，面赤唇红，大便秘结。苔黄、指纹紫滞均为热象。小便短赤、舌尖红为心经有热之象。四诊合参当辨为心经积热证。患儿首诊时表现夜间易惊，烦躁哭闹，而白天如常，诊为夜啼，心经积热证。治疗清心导赤，镇惊安神，方选导赤散加味。在原方基础上加用黄连直折心火，栀子清泻三焦之热，蝉蜕清热除烦，龙骨镇惊安神，鸡内金健胃消食。服药后睡眠较前明显好转，夜间不再惊叫，白天吐舌减少，大便仍偏干，为热灼津伤，肠腑燥热，在上方基础上配以玄参、麦冬养阴生津。继服 3 剂患儿睡眠佳，大便正常，病痊愈。

按： 先生强调小儿夜啼辨脏归心肝，辨性属热积，治疗在通导。小儿夜啼之证常见，多见于 1 岁以内哺乳期的乳婴儿。小儿白天如常，入夜则啼哭不安，时哭时止，或每夜定时啼哭，甚则通宵达旦，此为夜啼。小儿"心常有余"，心属火而恶热，邪热乘心或不养心可致婴幼儿夜啼。《育婴家秘·夜啼》云："惊惕者，常在梦中哭而作惊。"本案为心经积热，热扰心神致夜间啼哭，首诊中采用导赤散加清热安神之药，酌加重镇安神之龙骨，服药后病情大减，二诊中配以滋阴之药养耗伤之津液。

（3）玉屏风散合桂枝汤止汗案

王某，男，4岁。1986年3月15日就诊。

1年前患儿感冒痊愈后出现多汗，白天动则汗出，夜卧头颈背部冷汗如浴，每晚必换内衣，晨起恶风，鼻塞多嚏，平素易感冒，纳呆眠可，口干不渴。辅查血常规、血沉、胸片未见异常。查体：心肺、腹部未见异常。刻诊：自汗，盗汗，晨起恶风，鼻塞多嚏，平素易感，纳呆眠可，二便调，舌淡苔白，脉弱无力。

诊断：汗证。

辨证：表虚不固，营卫不和。

治法：益气固表，调和营卫。

方剂：玉屏风散、桂枝汤加减。

药物：黄芪15g，防风5g，白术10g，桂枝6g，白芍10g，生姜5g，大枣10g，炙甘草5g，龙骨15g，牡蛎15g，浮小麦15g。

3剂，水煎服，每日1剂，每日3次。

3月19日二诊：服上药3剂后汗出明显减少，晨起不恶风，偶有喷嚏，无鼻塞。

诊断：汗证。

辨证：肺气虚弱。

治法：补肺养阴，益气固表。

方剂：玉屏风散、桂枝汤、生脉散加减。

药物：黄芪15g，防风5g，白术10g，桂枝6g，白芍10g，生姜5g，大枣10g，炙甘草5g，龙骨15g，牡蛎15g，浮小麦15g，五味子6g，麦冬10g，太子参15g。

3剂，水煎服，每日1剂，每日3次。

服药后，患儿诸证消失。

医案释要：根据患儿感冒后出现汗多，以白天活动后及夜间为主，伴有恶风、鼻塞、喷嚏，结合舌脉诊为汗证。小儿肺常虚，感受外邪易伤及肺卫之气，导致表虚不固，则见恶风，营卫失和，腠理不密，营阴外泄，则动则汗出，夜间为甚。肺气不足，宣发功能失司，肺卫失和，则见鼻塞多嚏。结合舌淡苔白、脉弱无力，四诊合参当辨为表虚不固，营卫失和证。患儿为病后肺卫之气亏虚，不能固表所致自汗、盗汗。卫气一亏，则不足以固津液，而自渗泄矣，此自汗之由也。白术、黄芪益气，然甘者性缓，不能速达于表，故佐之以防风。东垣有言，黄芪得防风而功愈大，乃相畏相使者也。是自汗也，与伤风自汗不同，伤风自汗责之邪气实，杂证自汗责之正气虚，虚实不同，攻补亦异。桂枝汤为仲景《伤寒论》中第一方，以调和营卫为长，多用于外感之后表虚自汗者，合玉屏风则止汗之功更著。故首诊中合方加龙骨、牡蛎、浮小麦收敛固涩止汗，以标本同治。二诊时汗出明显减少，偶有喷嚏，已无恶风、鼻塞，可见营卫渐和，但肺气仍虚，长期汗出必伤营阴，在上方基础上加生脉散以补肺养阴。

按：先生认为小儿汗证重在营卫和谐，贵在阳明经腑证的辨治。万密斋《幼科发挥》云"汗者心之液也。唯头汗不必治"。因"小儿纯阳之体，头者诸阳之会，心属火，头汗者，炎上之象也，故头汗者，乃清阳发越之象，不必治也"。临证时不必拘泥。首先万氏未言头汗之多少，其次也未提有无其他兼夹症。如小儿体健无病，唯头汗出，且非大汗，可视为"清阳发越之汗，不必治"；若小儿非喂奶过急，剧烈运动，天气炎热，衣被过厚等原因，而出现动则汗出，或睡则汗出，则属于汗证，应给予治疗。《景岳全书》中提到"小儿盗汗，虽是常事，在东垣诸公，皆曰不必治之。盖由血气未足也。然汗之太多者，终属气分之虚。余于儿辈见汗之甚者，每以人参一钱许，煎汤与服，当夜即止。正恐他日之强弱未必不由乎此，所以培补之功原不可少"。本案首诊用益气固表之玉屏风与调和营卫之桂枝汤合方加减，一击奏效，后继固护卫表之气，补养肺阴调理。

（4）黄连温胆汤治注意力缺陷多动症案

杨某，男，15岁。1988年10月10日就诊。

3年前无明显原因出现注意力不集中，不能专心听讲，喜做小动作，后出现烦躁不安，多动不能安静，自觉胸中烦热，易冲动，纳呆，素喜食辛辣、肥腻之食物，喜冷饮，眠差梦多，小便偏黄，大便偏干。患者行脑电图、CT等检查均未见异常。刻诊：素体偏瘦，多动，烦躁不安，自觉胸中烦热，易冲动，纳呆，素喜食辛辣、肥腻之物，喜冷饮，眠差梦多，小便偏黄，大便偏干，舌红，苔黄微腻，脉滑数。

诊断：注意力缺陷多动症。

辨证：痰火内扰。

治法：清热泻火，化痰宁心。

方剂：黄连温胆汤加减。

药物：黄连10g，陈皮15g，法半夏10g，枳实10g，竹茹15g，瓜蒌皮15g，石菖蒲15g，钩藤20g，栀子10g，茯苓15g，炙甘草6g，龙胆5g。

5剂，水煎服，每日1剂，每日3次。

10月16日二诊：服5剂药后，病情好转，多动及烦躁减轻，睡眠较前好转，易入睡，入睡后梦魇减少，纳食增加，大便较前易解，舌红苔黄，脉弦滑。痰热之火渐泻，心火仍炽。在原方基础上去龙胆，加胆南星10g，竹叶10g，川木通10g，继续服用6剂。

10月23日三诊：服用上方后，好动明显减少，安静时间增多，仍有纳呆、大便偏干，舌淡苔白，脉弦缓。

诊断：注意力缺陷多动症。

辨证：气滞中焦，枢机不利。

治法：健运中焦，调理肝气。

方剂：柴芍六君子汤、小柴胡汤加减。

药物：柴胡12g，白芍12g，太子参12g，炒白术15g，茯苓15g，化橘红6g，京半夏8g，苦荞头10g，晚蚕沙10g，马鞭草12g，鸡矢藤12g，钩藤20g，刺蒺藜20g，炒麦芽10g，炒乌梅10g，木瓜10g。

12剂，水煎服，每日1剂，每日3次。

11月6日四诊：患儿服用12剂上方后，纳食明显增多，家长诉患儿上课时能坚持听讲，课后能够主动积极完成作业，烦躁情绪发作次数减少，愿意听取老师和父母建议。嘱其父母门诊定期随访，避免予以肥甘厚味之品，减少感冒，随访3个月未发。

医案释要：患儿以多、不能安静3年为主诉，以注意力不集中、不能专心听讲、喜做小动作、烦躁不安、自觉胸中烦热、易冲动为主要临床表现，故考虑诊断为注意力缺陷多动症。患儿素体偏瘦，喜食肥甘厚味之品，致脾胃受损，中焦运化失职，水液运化失常，继而成湿，湿结为痰浊，郁而化热，痰热之火扰动神明，神不守舍，以致思想不能集中，多动难静，冲动任性，难以自制，痰热闭阻中焦，脾失健运，故见纳呆，便秘，热邪循经下移膀胱，故见尿赤，舌红、苔黄厚腻均是痰热内扰之证。根据患者首诊时痰火内扰，心神失守的病理特点，当予以清热泻火、化痰宁心之剂，方选黄连温胆汤加减。本方出自《六因条辨》，由黄连、竹茹、枳实、半夏、橘红、甘草、生姜、茯苓组成，而本病则去生姜，加瓜蒌皮、石菖蒲、钩藤、栀子、龙胆，功效集清心火、化痰湿、泻肝火一体，达到痰湿祛则火自熄，火灭则神守之效。患儿服药5剂后，病情好转，痰热之火渐泻，心火仍炽。二诊时在原方基础上去龙胆，加胆南星、竹叶、川木通泻心火，继续服用6剂。三诊时诸症均减，热象已不明显，当以健运中焦为主，因"脾为生痰之源"，予以柴芍六君子汤合小柴胡汤加味益脾抑肝，调畅气机枢纽。四诊时患儿纳食明显增多，家长诉患儿上课时能坚持听讲，课后主动积极完成作业，烦躁情绪发作次数减少，能够听取老师和父母建议，达到治疗之目的。

按：先生认为痰火是本病重要的病理因素，其病位在心、脾、肝。然小儿心肝有余，脾常不足，该患儿素喜食辛辣肥腻之品，更易损伤脾胃，脾胃不健，则容易生痰湿，痰湿又易阻滞气机，郁而化火，心脾为母子，子病及母，而见热扰心神之症，脾土反侮肝木，肝失疏泄，则见烦躁之症。张景岳《类经》曾指出："情志之伤，虽五脏各有所属，然求其所由，则无不从心而发。""怒动于心则肝应。"《小儿药证直诀》曰"肝主风""心主惊"，故有风则动，有惊则乱。此病案为痰热火郁而扰心（心者君主之官，神明出焉），神不得宁，而表现出多动、不能安静等亢旺症状。肝与心为母子之脏，据"实则泻之"，故治则上采取泻肝之火郁，开心窍、宁心神，泻腑排浊以治之。用方先以黄连温胆汤化泻痰火，再合导赤散泻其心，最后扶脾佐以清心肝，故使心肝火清，心神得宁而取效。

（5）益脾镇惊散治注意力缺陷多动症案

巫某，男，6岁。1987年8月10日就诊。

1年前患儿出现好动，不能安静，时发脾气，易冲动，上课时注意力不集中，课堂乱走动，家长未予以重视，认为小男孩多动是正常现象。半个月前，患儿感冒后不思饮食，纳呆，挑食，动作较前明显增多，烦躁易怒，注意力不集中，不能完成作业，眠差，大便偏稀，小便偏黄，舌质淡红，苔薄白，脉弦细。刻诊：不思饮食，纳呆，挑食，烦躁易怒，注意力不集中，眠差，大便偏稀，小便偏黄，舌质淡红，苔薄白，脉弦细。

诊断：注意力缺陷多动症。

辨证：脾虚肝旺。

治法：健脾益气，平抑肝火。

方剂：益脾镇惊散加味。

药物：潞党参 15g，炒白术 15g，茯苓 15g，炙甘草 3g，朱砂 3g，钩藤 15g，藿香梗 10g，僵蚕 15g，白蒺藜 10g，远志 6g，石菖蒲 15g。

6 剂，水煎服，每日 1 剂，每日 3 次。

8 月 17 日二诊：服药后，病情好转，多动及烦躁减轻，睡眠安静。舌红苔白，脉弦细。

诊断：注意力缺陷多动症。

辨证：脾虚肝旺。

治法：健脾益气，调和阴阳。

方剂：小柴胡汤加减。

药物：柴胡 10g，黄芩 12g，京半夏 10g，党参 12g，大枣 6g，生姜 10g，藿香梗 15g，炙甘草 6g，鸡矢藤 20g，隔山撬 20g，黄芪 15g，绞股蓝 20g。

6 剂，水煎服，每日 1 剂，每日 3 次。

8 月 17 日三诊：服药后，好动情况明显减少，安静时间增多，舌淡苔白，脉弦细缓。

诊断：注意力缺陷多动症。

辨证：脾胃虚弱，肝气偏旺。

治法：健脾益气，调和肝脾。

方剂：柴芍六君子汤加减。

药物：柴胡 12g，白芍 12g，太子参 12g，炒白术 15g，茯苓 15g，化橘红 6g，京半夏 8g，高良姜 2g，苦荞头 10g，蚕沙 10g，马鞭草 12g，鸡矢藤 12g，鸡内金 6g，生山楂 10g，炒麦芽 10g，炒乌梅 6g，木瓜 6g，龙胆 10g。

6 剂，水煎服，每日 1 剂，每日 3 次。

后患儿在此方基础上加减坚持服用 2 个月，纳食明显增加，多动症状基本控制，能够独立完成作业。

医案释要：患儿为学龄期儿童，以多动、好动、注意力不集中为主要表现，无肢体抽动等症。小儿肝常有余，脾常不足，肝旺则风盛，风盛则动，肝风内动，故见好动、多动、烦躁易怒；木旺必克脾土，脾虚失健，运化失职，故见纳呆、不思饮食、挑食；脾虚水液运化失职，聚液成湿，蕴于肠道，故见大便偏稀。结合舌脉，辨证为脾虚肝旺证。患儿首诊时辨证为脾虚肝旺，当以益脾镇惊散为主方，此方出自《医宗金鉴》，在四君子汤基础上加钩藤、朱砂而成，本方中辅以藿香梗、僵蚕、白蒺藜、远志、石菖蒲，加大镇静安神定志之效。二诊时，患儿服药后，病情好转，多动及烦躁减轻，睡眠安静，纳食稍好转，此时患儿久病多有气机郁滞，当以调气机，健脾胃，故以小柴胡汤和解肝脾。三诊时多动明显减少，安静时间增多，脾不健运，胃不纳食，故用柴芍六君子汤加减以调整肠胃功能，以固其本。坚持服药后，症状基本控制。

按：先生谓此案是一则脾虚肝旺型多动症的典型病例，在 20 余天治疗后患儿多动症状有此改善，已非常不易。此病属难治之病，易反复。该案中扶脾抑肝贯穿整个治疗过程。脾虚为本，肝旺为标。小儿为纯阳之体，言其肝木之脏的亢旺，蓬勃的生机，而脾常不足，言其生长中后天之本的脾之不足，针对病机拟益脾镇惊散加减列方。小儿肝常有余而脾常不足，亦为其气血之不相顺接之故。正所谓"见肝之病，知肝传脾，当先实脾"，实脾健脾以达气血生化旺，从而肝阴足而亢旺平，脏腑调，诸症消。此为儿科大家万密斋之"肝常有余，脾常不足论"，临证中不可不知。

（6）冯青九治多发性抽搐症案

胡某，男，8 岁。1988 年 8 月 31 日就诊。

4 年前患儿家长发现其好动，手脚舞动不停，有别于其他儿童，因其年龄偏小未予以重视，未做治疗。随之出现上课时不能专心听讲，眨眼频频，时讲脏话，易怒，严重影响其他同学。后患儿家长带去西医院检查，脑电图未见异常，诊断为抽动秽语综合征，给予镇静类药物治疗，患儿家长惧怕西药副作用，未服用。3 个月前，患儿出现眨眼，耸鼻，且进行性加重，可闻及清嗓样咳嗽，遂就诊于医院,给予硫比利、哌甲酯治疗。治疗近 3 个月,症状好转,停药后又复发,因不愿继续服用西药遂来就诊。刻诊:好动多言,坐立不安,眨眼频频,耸鼻抬肩,伴清嗓咯咳,冲动任性,左顾右盼,口干,大便偏干,小便偏黄,汗多食多,舌质红,苔白黄,脉弦劲有力。

诊断:多发性抽搐症。

辨证:肝经风热。

治法:清肝泻火,息风镇惊。

方剂:泻青丸加味。

药物:龙胆 10g,栀子 20g,羌活 12g,防风 10g,川芎 15g,生大黄 6g,连翘 20g,薄荷 12g,桔梗 15g,生甘草 6g,牡蛎 15g,僵蚕 15g,当归 12g。

7 剂,水煎服,每日 1 剂,每日 3 次。

9 月 8 日二诊:抽动明显减轻,耸鼻停止,眨眼少于用药前,仍好动,注意力不集中,大便偏干不易解,舌脉同前。

诊断:多发性抽搐症。

辨证:肝经风热。

治法:清肝泻火,息风镇惊。

方剂:升降散、泻青丸加味。

药物:龙胆 10g,栀子 20g,羌活 12g,防风 10g,川芎 15g,熟大黄 6g,蝉蜕 15g,僵蚕 15g,姜黄 5g,石菖蒲 20g,全蝎 6g,蜈蚣 1 条,当归 12g。

7 剂,水煎服,每日 1 剂,每日 3 次。

9 月 16 日三诊:抽动停止,无眨眼,无清嗓样咳嗽,仍有好动,大便微溏,小便黄略少,口干口渴,舌尖红,苔薄黄,脉弦数。

诊断:多发性抽搐症。

辨证:心火上炎,火升神浮。

治法:清心泻火,安神制动。

方剂:导赤散加味。

药物:黄连 5g,生地黄 15g,甘草梢 6g,竹叶 10g,炒栀子 15g,灯心草 6g,钩藤 30g,决明子 30g,蝉蜕 10g,僵蚕 20g,姜黄 15g,全蝎 6g,蜈蚣 1 条。

7 剂,将息如二诊法。

9月24日四诊：患儿无眨眼、耸肩、清嗓样发声，注意力集中。能够独立完成作业。故停药，叮嘱其不宜常食煎炸类食品，如方便面、涮羊肉、烤羊肉串等，也不宜多吃油腻香甜类食物和生冷食品。煎炸类食品易伤阴动火，方便面类食品所含添加剂有损于大脑功能，宜吃动物的脑及骨髓，蒸煮均可，常吃可益肾填髓，提高注意力及记忆力。

医案释要：患儿就诊时以好动、眨眼、耸肩、喉间发声为主要表现，且发病时间久，反复发作，且脑电图未见异常，四诊合参故诊断。"人有五脏化五气，以生喜怒悲忧恐。"小儿体属纯阳，且肝常有余，肝主疏泄，性喜条达，若情志失调，五脏失和，则气机不畅，郁久化火，心火内扰，引动肝风，上扰清窍，则见皱眉眨眼，张口歪嘴，摇头耸肩，口出异声秽语。气郁化火，耗伤阴精，肝血不足，筋脉失养，虚风内动，故伸头缩脑，肢体颤动。结合舌脉，辨证为肝经风热证。患儿首诊时，以眨眼、耸肩、口干清嗓，脉弦劲有力，为风火上扰清窍之症，故初治应以风火为靶点，息风降火，以泻青丸泻其肝火。首诊后，症状有所改善，然一味升发又不忘降浊。二诊时合升降散，散风降浊，辅以全蝎、蜈蚣、搜风通络，息风止痉，治风不忘清火。三诊时予以导赤散加减，清心火，则火熄风止，则抽动止。四诊患儿症状无发作，未开药，叮嘱其饮食禁忌，可予以食疗，调其根本。

按：先生强调针对此类病证，治疗的着重点在于平调五脏，五脏平和，风动自息。小儿之体，体属纯阳，风为阳邪，善行而数变，主病者，动也。火者，其性炎上，其病则多动抽动，表现为眨眼、耸鼻、轻咳、等症。正如《内经》云"诸风掉眩，皆属于肝"，治则宜疏肝，止痉息风。肝木郁热，母病及子，心火上炎，心神不宁而动不能静，故治之于心，降之于火，心火去而窍者灵，动者趋宁，抽者止尔。

（7）龙胆泻肝汤治耵耳案

黄某，女，2岁半。1991年1月20日就诊。

患儿5天前感冒后出现左侧耳道黄稠液体，伴见烦躁、哭闹、揉耳，精神差，小便黄，大便结。刻诊：左侧耳道流黄色分泌物，舌红，苔黄腻，指纹紫。

诊断：耵耳。

辨证：肝胆湿热，郁滞肝胆。

治法：泻导肝胆实火，清利肝胆湿热。

方剂：龙胆泻肝汤加减。

药物：龙胆 3g，黄芩 5g，柴胡 5g，当归 3g，生地黄 3g，车前草 10g，金钱草 10g，红藤 6g，败酱草 6g，泽泻 6g，茵陈 5g，生大黄 6g，砂仁 3g。

2 剂，水煎服，每日 1 剂，每日 3 次。

医案释要：患儿以左侧耳道流黄色分泌物，伴见烦躁、哭闹、揉耳，精神差，小便黄，大便结就诊，据其临床表现可诊断为耵耳。《圣济总录·耳门》云："耳者肾之候，心之寄窍，风热搏于经络，则耳中津液结聚，如麸片之状，久则丸结不消，或似蚕蛹，致气窍不通，耵聍为聋。"而知本病与风热相搏、津液失调密切相关，二因相失，则湿热相聚。《灵枢·口问》曰："耳者，宗脉之所聚。"耳与肝胆经络尤为相关，结合患儿烦躁、哭闹、揉耳，小便黄，大便结，舌红苔黄腻，指纹紫，辨证当属肝胆湿热有化火之象，故以龙胆泻肝汤泻导肝胆实火，清利肝胆湿热，以图邪祛正安，精神乃治。

按：此为先生治疗五官科急症的案例。《素问·生气通天论》曰："风客淫气，精乃亡，邪伤肝也。"外感风热湿邪入侵肝经，然肝胆互为表里，又"胆经起于目内眦，布耳前，后入耳中"，故湿热邪毒，由肝胆循经而上，致耳部溃脓而流黄色稠液，并伴见肝胆湿热征象。治宜导泻肝胆实火，清利肝胆湿热。拟龙胆泻肝汤加减，方中龙胆大苦大寒，既泻肝胆实火，又利肝胆湿热；泽泻、车前草、金钱草渗湿泻热，导湿热从水道而去；且生大黄通腑气使湿热从大便而走；当归、生地黄养血滋阴，使邪祛而阴血不伤，肝喜疏泄条达，故用柴胡畅肝胆之气，同时又引诸药归肝胆径。诸药合用，泻中有补，利中有滋，升中有降，降中有升，祛邪而不伤正，泻火而不伐胃，使火降热清，湿浊得利，循径诸症愈。

4. 肾系疾病

（1）胃苓汤退湿肿案

程某，男，10 岁，学生。1988 年 10 月 7 日就诊。

患儿 2 年前因发现双眼睑及双下肢水肿就诊于当地医院，查尿常规示蛋白（＋＋），当地医院诊断为肾病综合征，予糖皮质激素等治疗后水肿消退，尿常规及肝、肾功检查均正常；后水肿及尿常规时有反复，均于当地医院西医治疗。1 个月前因感冒双眼睑及双下肢出现水肿，于当地医院住院治疗后感冒症状消失，水肿略消，尿常规结果未见明显改善，小便量少，为求进一步诊治，遂至我院就诊。查尿常规：蛋白（++），白细胞 0 ~ 3 个 /HP，红细胞 0 ~ 2 个 /HP。刻诊：双目及下肢略肿，腹部未见膨隆，阴囊不肿，小便短少，浑浊可见泡沫，晨起明显，纳呆，寐可，大便可，面白，舌质淡红，苔白微腻，脉沉细。

诊断：水肿。

辨证：阴水，水湿停滞。

治法：燥湿运脾行气，温阳化气利水。

方剂：胃苓汤加减。

药物：厚朴 15g，苍术 15g，陈皮 10g，桂枝 8g，白术 10g，茯苓 20g，猪苓 15g，泽泻 20g，青皮 10g，降香 10g，丹参 20g，鸡矢藤 20g。

7 剂，水煎服，每日 1 剂，每日 3 次。

10 月 15 日二诊：服药后，肿消，小便增多而转清，大便微溏，舌红，苔黄腻，脉滑数。尿常规：蛋白（++），白细胞 0 ~ 3 个 /HP，红细胞 0 ~ 2 个 /HP。

诊断：水肿。

辨证：湿郁化热，流注下焦。

治法：清热化湿。

方剂：黄芩滑石汤加减。

药物：黄芩 15g，滑石 30g，通草 10g，猪苓 30g，茯苓 30g，白豆蔻 10g，大腹皮 15g，刺蒺藜 30g，晚蚕沙 15g，地龙 6g，水蛭 6g，全蝎 6g，白花蛇舌草 20g。

7 剂，水煎服，每日 1 剂，每日 3 次。

10 月 23 日三诊：诸证均消，舌红苔白黄，脉弦滑。尿常规明显改善：蛋白（±），镜下红细胞消失。

诊断：水肿。

辨证：肾阴亏损，阴虚火旺。

治法：填精益肾，滋阴降火。

方剂：知柏地黄丸、二至丸加减。

药物：知母 20g，黄柏 20g，生地黄 15g，山茱萸 10g，牡丹皮 15g，茯苓 20g，猪苓 15g，泽泻 20g，白茅根 30g，仙鹤草 30g，女贞子 20g，墨旱莲 20g，阿胶 15g（烊化），龟胶 15g（烊化）。

15 剂，水煎服，每日 1 剂，每日 3 次。

11 月 9 日四诊：尿常规无明显异常。舌淡红，苔少，脉弦细缓。

诊断：水肿。

辨证：肝肾两虚，肾失封藏。

治法：滋补肝肾，扶正固本。

方剂：济生肾气丸加减。

药物：熟地黄 15g，山茱萸 10g，牡丹皮 15g，茯苓 20g，泽泻 10g，仙茅 15g，淫羊藿 20g，肉桂 15g，黄连 6g，巴戟天 15g，胡芦巴 15g，蒺藜 15g。

10 剂，水煎服，每日 1 剂，每日 3 次。

医案释要：患儿就诊时以双眼睑及双下肢微肿为主诉，根据其病史，结合辅助检查结果，即可诊断为水肿。小儿之水肿，总责小儿禀赋不足，肺脾肾三脏亏虚。肺脾肾三脏功能虚弱，气化、运化功能失常，封藏失职，精微外泄，水液停聚发为本病。外感、水湿、湿热、瘀血及湿浊是促进水肿发生发展的环节，与肺脾肾三脏虚弱之间互为因。《景岳全书·肿胀》云："凡水肿等证，乃肺、脾、肾三脏相干之病。盖水为至阴，故其本在肾；水化于气，故其标在肺；水惟畏土，故其制在脾。今肺虚则气不化精而化水，脾虚则土不制水而反克，肾虚则水无所主而妄行。"水湿是贯穿于病程始终的病理产物。脾虚水湿不运，膀胱气化不利而为肿。舌质淡红、苔白微腻、脉沉细等舌脉征象，是水湿困阻中焦的表现，四诊合参，辨证为水湿停滞证。根据患儿首诊时湿阻中焦的病理特点，当予以燥湿运脾行气，温阳化气利水之剂，方选胃苓汤加减。本方出自《丹溪心法》，由厚朴、苍术、陈皮、桂枝、白术、茯苓、猪苓、泽泻组成，为五苓散、平胃散之合方，全方既有平胃散燥湿健脾之功，又见五苓散利水渗湿之效，使水湿从小便而走，肿自消也。7 剂后，肿消，小便增多而转清。二诊时，大便微溏，舌红苔黄腻，脉滑数，为湿郁化热，流注下焦之证。更以黄芩滑石汤清中焦之湿热，服 7 剂。三诊时诸症均消，尿常规结果明显改善，更以知柏地黄丸合二至丸加减以滋阴补肾，服 15 剂；四诊时，尿常规正常，临床基本治愈，更以济生肾气丸加减以温肾补阳，服 10 剂，以巩固疗效。

按：先生强调水肿的治疗要结合现代医学的尿常规检测，在水肿消退后治疗要有延伸。该案表现出上、下均水肿的现象，纳呆，舌淡苔白；当下证属水湿停滞，脾虚、膀胱气化不利。治则上燥湿运脾行气，温阳化气利水，用胃苓汤治之，青皮、降香、丹参、鸡血藤调补气血以顾护其本；水脏，其制在脾，故治则上从脾肾二脏论治，全方意在气行、湿化、水利而肿消；气血和而脏腑安。尔后据"诸转反戾，水液浑浊，皆属于热"辨证为湿热，选用黄芩滑石汤。最后以济生类方滋补下元，以固真脏，可望五脏功能复而得以体安。

（2）新加香薷饮治肤肿案

税某，男，7岁。1991年7月7日就诊。

患儿2年前患浮肿，诊断为肾病综合征，经中西医治疗，病情时好时坏，尤以外感后复发加重。2天前贪凉睡卧，醒后即感困乏不适，遂至我处就诊。实验室检查：尿蛋白（++）。刻诊：发热恶寒，清涕鼻塞，头晕乏力，舌淡，苔白微腻，脉浮滑。

诊断：水肿。

辨证：本虚标实，脾肾气虚为本，外感暑湿为标。

治法：急则治标，治宜祛暑解表，清热化湿。

方剂：新加香薷饮加减。

药物：金银花20g，连翘20g，香薷10g，厚朴15g，白豆蔻10g，扁豆15g，藿香10g，淡豆豉8g，郁金10g，法半夏10g，蔓荆子12g，重楼10g，板蓝根20g。

2剂，水煎服，每日1剂，每日3次。

7月10日二诊：热退身凉，表证已除。尿常规检查无明显异常，舌淡红，苔少，脉弦细缓。药已中的，邪祛本虚，虚在肝肾，肾失封藏。

诊断：水肿。

辨证：邪去本虚，肝肾亏虚。

治法：补益肝肾，以固其本。

方剂：防己黄芪汤加减。

药物：黄芪30g，防己30g，党参20g，白术20g，茯苓20g，怀山药30g，仙茅20g，淫羊藿20g，刺蒺藜20g，钩藤30g，菟丝子30g，桑椹30g。

14剂，水煎服，每日1剂，每日3次。

医案释要：患儿以反复浮肿伴蛋白尿2年为主诉，根据其病史，结合辅助检查结果，即可诊断为水肿。水肿之为病，病理因素不外风邪、水湿、疮毒、瘀血，其病位在肺、脾、肾，关键在肾。水湿是贯穿于病程始终的病理产物。外感水湿，小儿脾常不足，传输失职，水湿内停，乃成水肿。小儿纯阳之体，邪易热化，湿从热化，转为湿热闭阻之证。《景岳全书·肿胀》云："大人小儿素无脾虚泄泻等证，而忽而通身浮肿，或小便不利者，多以饮食失节，或湿热所致。"然湿性趋下、易袭阴位，湿热之邪留注下焦，闭阻肾脉致肾脉瘀阻，三焦水道不利，水不循常道而为肿，患儿发热恶寒，清涕鼻塞，头晕乏力，又于夏月，结合舌淡苔白微腻，脉浮滑，明确其为伤暑夹湿，外滞肌表，内阻于肾。外感为标，急以决之，故用新加香薷饮加减治疗。本方出自《温病条辨》，又加郁金、重楼等，功以祛暑解表、清热化湿。二诊，情况良好，热退身凉，表证已除。尿常规检查全部为（-），标证已除，图治为本，邪去本虚，虚在肝肾，故以防己黄芪汤加仙茅、淫羊藿、刺蒺藜、钩藤、菟丝子、桑椹强健肝肾以壮本。

按： 此案反映了标本的治疗转换。本在精亏，标在邪气。经云："阴者，藏精而起亟也。阳者，卫外而为固也。"肾精亏损，阳不外固必使外邪易于乘虚而入，至虚之处最为容邪之地，肾病综合征患者每感外邪，最易内干于肾。该病案为肾病处于恢复阶段，肾气不足而夹暑湿外感致病情波动。治则上先解其外入之邪，后补其本病之虚，以防肾病复发。此在盛夏，暑湿方盛，又以起居不慎，身感薄寒。故拟方上采用新加香薷饮加减治其暑湿外感，加淡豆豉、蔓荆子微宣其表而无过汗之虞；法半夏、郁金、白豆蔻芳化宣通，复其气机；重楼、板蓝根清其热以利咽喉，内外通达，方证得宜，故两剂而愈。二诊表证已除，内虚已显，虑其内乱，转方防己黄芪汤调补脾肾以固其本，防肾病复发，以达长期稳定。

（3）春泽汤治尿频案

朱某，女，3岁。1991年1月18日就诊。

10天前患儿无明显原因出现尿频，每隔数分钟或数十分钟上厕所1次，无尿急尿痛，无发热恶寒及其他不适。有间歇性咳嗽月余。舌淡红，苔白，脉沉细。尿常规检查无明显异常。

诊断：尿频。

辨证：肺肾两虚，水泉不固。

治法：温阳化气，益气摄水。

方剂：春泽汤加减。

药物：党参 15g，猪苓 15g，茯苓 15g，泽泻 12g，白术 15g，桂枝 6g，白芍 15g，黄连 3g，肉桂 6g，炙甘草 6g。

3 剂，水煎服，每日 1 剂，每日 3 次。

1 月 21 日二诊：服上药，尿频减轻，偶咳嗽，舌质淡白，苔薄白，脉沉无力。

诊断：尿频。

辨证：肺肾虚损及脾，脾虚中气下陷。

治法：补气益脾，固涩膀胱。

方剂：补中益气汤、缩尿丸加减。

药物：生黄芪 10g，炒白术 10g，当归 6g，陈皮 6g，川楝子 5g，升麻 6g，柴胡 6g，台乌药 8g，益智仁 15g，茯苓 15g，炙甘草 6g，五味子 6g，细辛 3g，干姜 6g。

6 剂，水煎服，每日 1 剂，每日 3 次。

医案释要：患儿以小便次数增多为主要症状，根据其症状及尿常规检查，可诊断为尿频。患儿以尿频为主要症状，小儿肺常虚，肾常虚，小儿肺肾"成而未全，全而未壮"，肾气不足，膀胱气化无权，不能化气行水，气不固摄，而使小便频。舌淡红，苔白，脉沉细，是肺肾两虚、气化无权的表现，故辨证为肺肾两虚证。根据患儿尿频的症状，结合脉象，辨证为肺肾两虚证，当以温阳化气、益气摄水，方选春泽汤加减。本方出自《世医得效方·卷二》，由五苓散加人参组成，可益气温阳，健脾利湿，固涩气机。方中人参大补肺气，使肺气能够制约水液，五苓散化气行水，使气化正常。患儿服 3 剂药后，二诊小便症状明显减轻，舌质淡白，苔薄白脉沉无力，辨证为脾肾气虚，加之正常的水液代谢与脾的关系密切，故用补中益气汤和缩尿丸加减以补气益脾，固涩膀胱。方中升麻、柴胡升提中气，益智仁、台乌药温脾固涩。肺脾之气得补，膀胱气化正常，则尿频愈。服用 6 剂药后，患儿病情痊愈。

按：此为先生治疗小儿尿频的案例。《素问·脉要精微论》曰："水泉不止者，是膀胱不藏也。"《小儿药证直诀》言五脏之中"肾常虚"。尿频原因多样，本患儿是因肾气不足，膀胱气化无权，水泉不能固摄，子耗母气，肺肾两虚所致。肺气虚损，上虚不能制下，故尿频，膀胱不约也可致尿频。上下两虚，关门不利，水液下走则尿频，水气上逆犯肺致咳嗽，上病下病，均为一虚。故以拟春泽汤加减，温阳化气、益气摄水。

（4）萆薢分清饮治膏淋案

叶某，男，8 岁。1991 年 1 月 17 日就诊。

患儿半年前因眼睑浮肿，至某院就诊，经检查诊断为肾病综合征，此后经中西医治疗病情缓解，3 天前出现小便淋沥短少，浑浊如膏。神萎纳呆，面色无华。实验室检查尿常规，白细胞 2 个 /HP，红细胞 5 ~ 8 个 /HP，24 小时尿蛋白定量 0.15g。舌红，苔白黄腻，脉弦滑。

诊断：膏淋。

辨证：肾气不足，湿热下注。

治法：清热利湿，分清化浊。

方剂：萆薢分清饮加减。

药物：萆薢 10g，石菖蒲 10g，黄柏 10g，苍术 8g，生薏苡仁 15g，瞿麦 10g，萹蓄 10g，通草 6g，丹参 15g，鱼腥草 15g，秦皮 10g，白鲜皮 15g。

4 剂，水煎服，每日 1 剂，每日 3 次。

1 月 21 日二诊：尿常规，蛋白（±）。小便微浑，有较多泡沫，舌红，苔黄腻，脉滑数。

诊断：膏淋。

辨证：湿热下注，肾脉瘀阻。

治法：清热利湿，逐瘀通脉。

方剂：黄芩滑石汤加减。

药物：黄芩 15g，滑石 20g，白豆蔻 10g，大腹皮 15g，茯苓 20g，猪苓 15g，通草 10g，泥鳅串 30g，生薏苡仁 20g，厚朴 10g，郁金 15g，茵陈 15g。

7 剂，水煎服每日 1 剂，每日 3 次。

医案释要：患儿 3 天前出现小便淋沥短少，浑浊如膏，结合西医肾病综合征病史，即可诊断为膏淋。此病以小便浑浊，或如米泔，或如膏脂为主症。《素问·六元正纪大论》："不远热则热至……热至……则淋闷之病生矣。"后世认为膏淋以肾虚与湿热蕴蒸为主要病理。《诸病源候论·淋病诸候》："膏淋者，淋而有肥状似膏，故谓之膏淋，亦曰肉淋。此肾虚不能制于肥液，故与小便俱出也。"《证治要诀·淋闭》："有似淋非淋，小便色如米泔，或便中有如鼻涕之状，此乃精液俱出，精塞窍道，故便欲出不能而痛……此即膏淋。"结合患儿舌红苔白黄腻，脉弦滑，辨证属湿热熏蒸下焦，肾气不足证，方选萆薢分清饮合二妙散加鱼腥草、秦皮、白鲜皮，本方出自《医学心悟》，效可清热利湿，分清化浊。二诊时，尿常规：蛋白（±）。小便微浑，有较多泡沫，结合舌红苔黄腻，脉滑数，余无不适，辨证属湿热下注，肾脉瘀阻证，遂选黄芩滑石汤加减治疗。本方出自《温病条辨》，原方用于湿温初起，湿重热轻之证，此证用此化裁，甚为合拍。

按： 该病案重在湿热的证治，先生以两个偏湿热之方消除病证。湿热熏蒸下焦，不解而致湿热白浊。《临证指南医案》肿胀门朱案谓"湿热无形，入肺……乘脾……布散三焦"，又《内经》云："邪之所凑，其气必虚"，故患肾病者极易感此邪而发病。治宜清热利湿，分清化浊，拟用《医学心悟》方萆薢分清饮合二妙散加减。瞿麦、萹蓄、通草、鱼腥草、秦皮、白鲜皮加强其解毒利湿之功。全方配伍以祛邪为主，意在邪祛病愈而体自安。

（5）越婢汤止遗尿案

李某，男，17 岁。1988 年 9 月 12 日就诊。

患儿 3 岁后仍夜间深睡不能自醒，每晚均尿床 1～2 次，尿后即醒或仍不知，多在饮水或疲劳时加重，白天好动，小便正常，能自行控制，夜间不能安静入睡，平素纳呆，其余均无特殊。曾间断服用西药（具体不详），效果不佳，遂来就诊。现小便自遗而不觉，尿后即醒，夜间深睡不易唤醒，纳呆，大便正常。查腰骶部 X 线提示：S1 段隐形脊柱裂。刻诊：小便自遗而不觉，尿后即醒，夜间深睡不易唤醒，纳呆，大便正常，舌红，苔白微黄，脉沉数。

诊断：遗尿。

辨证：肺气闭塞，脑窍不开。

治法：宣肺醒脑，交通肺肾。

方剂：越婢汤加减。

药物：生麻黄 10g，生石膏 20g，石菖蒲 20g，杏仁 15g，黄连 6g，肉桂 10g，秦艽 20g，制何首乌 20g，鸡血藤 20g，川芎 15g，首乌藤 30g。

4 剂，水煎服，2 日一剂，每日 3 次。

9 月 21 日二诊：服上药后，症状明显缓解，甚至一夜无尿，白天尿量正常，时觉疲倦乏力，午饭后明显，睡眠好转，纳稍差，舌质红，苔中后白黄厚，脉弦。

诊断：遗尿。

辨证：肺气闭塞，窍道不灵。

治法：宣肺醒脑，交通肺肾。

方剂：前方去制何首乌、首乌藤，加草果 10g。

药物：生麻黄 10g，生石膏 20g，石菖蒲 20g，杏仁 15g，黄连 6g，肉桂 10g，秦艽 20g，草果 10g，鸡血藤 20g，川芎 15g。

9 月 28 日三诊：现连续 2 周均未尿床，白天尿量正常，疲倦好转，眠可，纳稍增，舌质红，苔薄白，脉沉弦细。

诊断：遗尿。

辨证：肾虚失摄。

治法：补肾固摄止遗。

方剂：六味地黄丸加减。

药物：熟地黄 15g，怀山药 20g，牡丹皮 10g，泽泻 15g，茯苓 15g，益智仁 15g，台乌药 15g，金樱子 15g，桑椹 15g，韭菜子 10g，川楝子 12g，香附 15g，炒白术 15g，当归 10g。

7 剂，水煎服，每日 1 剂，每日 3 次。

服药 2 个月后，电话随访，诉夜间安静入睡，未再尿床。

医案释要：患儿就诊时以尿床为主诉，根据其尿床时眠深、不易唤醒，尿床后即知，即可诊断为遗尿。小儿遗尿病变之位主要在膀胱，而究其膀胱藏津液而司开阖之功能与心脑肺肾三焦及相关之经脉有关。《景岳全书·遗溺》有"治水者必须治气"之论，根据患儿深睡不易唤醒，说明脑窍闭塞失灵，膀胱与脑之经气不能相传，据其临床症状及舌脉特点，故辨证为肺气闭塞，脑窍失灵。本病根据白天好动，夜间深睡不醒则尿出之特征，治当以宣肺醒脑，交通肺肾。方中生麻黄辛温，生石膏辛寒，辛则散，散则宣。麻黄入肺与膀胱经，通阳化气，温暖下元，主宣发肺气，生石膏入肺胃经，两药相配寒温相融而取辛，宣肺气而散郁热，在此实乃发越郁滞经脉或已化热或未化热之阳气，为君药。重用石菖蒲为臣，以醒脑开窍，调节膀胱之开合，配以交泰丸交通心肾，杏仁、秦艽降肺通络，使膀胱之气能上通于脑。韭菜子温暖下元，封关止遗，共为佐使之药。诸药合用，肺气宣，经脉通，脑窍开，膀胱约而遗尿止。二诊时上方去何首乌、首乌藤，加草果醒脾化湿，服药 3 剂后尿床愈。三诊予六味地黄丸加减补肾以巩固疗效。

按：遗尿的治疗无论是对现代医学还是对传统中医来说一直是一个难点。先生常谓老年人"昼不精则夜不寐"，小儿反是"昼大精则夜不寤"，故治疗重在宣肺醒脑。本病例在传统治疗遗尿的分型上另辟蹊径，从脑窍不开入手，本着肾气不足的基础，更强调了脑窍的重要性。《素问·脉要精微论》曰："头者，精明之府。"《本草纲目》也说"脑为元神之府"，汪昂在《本草备要》中有"人之记性，皆在脑中"的记载。可见脑窍不开，则三焦失渎，不能制约膀胱。王清任更是有"灵机记性在脑者……"的详细记载。故在治疗上着重于醒脑开窍，使脑窍开而能自行控制小便，特别是年龄稍大的患儿，其脑窍不利表现得更是明显。二诊中从脾湿论治加用草果醒脾化湿。三诊以温阳补肾调理善后。

5. 杂病

（1）泻黄散退紫癜案

胡某，女，13 岁。1986 年 7 月 3 日就诊。

患儿 3 个月前因进食海鲜后出现双下肢皮疹，伴腹痛，小腿胀痛，在外院给予泼尼松、维生素 C、硫酸铝凝胶等治疗 1 周后腹痛、小腿胀痛等症消失，但双下肢皮疹仍反复发作，活动后尤甚。10 天前又因密切接触绵羊后，下肢皮疹成片出现，多数融合为斑，伴腹痛，小便短赤，持续腹痛，阵发性加剧，大便稀溏，日三四行，便中带血，面色微赤，唇红，舌红苔黄腻中厚，脉滑数弦劲有力。查体：上腹、下腹及脐周均有压痛，无反跳痛，双下肢及臀部猩红色斑疹密集成片，双下肢皮疹对称分布，大小不等，压之不褪色，伴瘙痒。尿常规：红细胞 86/μL，隐血（++）。血常规：白细胞 11.0×10^9/L，中性粒细胞百分比 72%，淋巴细胞百分比 28%，血小板 338×10^9/L，血型 O 型，出凝血时间正常。大便常规：红细胞（+++），白细胞（+），隐血（++++）。刻诊：双下肢及臀部猩红色斑疹，密集成片，压不退色，齐腰而还，微感瘙痒。小便短赤，持续腹痛，阵发性加剧，大便稀溏，日三四行，便中带血，口干口臭，不欲饮水或稍喜饮冷。面色微赤，唇红，舌红，苔黄腻中厚，脉滑数弦劲有力。

诊断：紫癜。

辨证：脾胃伏火，肠风毒热。

治法：清胃泻脾，解毒祛风。

方剂：泻黄散加味。

药物：生石膏30g，炒栀子15g，藿香10g，防风10g，槐花15g，侧柏叶15g，枳壳15g，炒地榆15g，牡丹皮15g，小蓟15g，紫草15g，白茅根20g，重楼15g，白花蛇舌草15g。

4剂，水煎服，每日1剂，每日3次。

7月8日二诊：服上方4剂，斑疹未见新发，原皮疹颜色减退，腹痛及血止，大便干结，2日未行，口干口臭，小便短赤，纳食偏少，夜卧不安，舌红，苔黄微腻，脉弦滑。

诊断：紫癜。

辨证：心脾积热，热毒炽盛。

治法：清热泻脾。

方剂：三黄泻心汤、玉露散加减。

药物：黄芩12g，黄连6g，黄柏15g，生大黄10g，石膏20g，寒水石20g，生甘草6g，车前草20g，鱼腥草20g，白茅根30g，芦根15g。

4剂，水煎服，每日1剂，每日3次。

7月13日三诊：大便已通，纳食增加，夜卧安静，无腹痛关节痛。双下肢伸面有散在皮疹新发，小便黄少，舌深红，苔黄微腻，脉弦滑。大便常规无异常。尿常规：红细胞0/μL，隐血（+）。

诊断：紫癜。

辨证：中焦蕴热，下移膀胱。

治法：清热凉血，淡渗分利。

方剂：桂苓甘露饮加味。

药物：石膏20g，寒水石20g，滑石20g，茯苓20g，猪苓20g，泽泻15g，牡丹皮12g，茜草15g，小蓟15g，大蓟15g，白茅根15g，酒大黄8g。

7剂，水煎服，每日1剂，每日3次。

7月21日四诊：半个月后复诊。皮肤紫癜完全消退并未留痕迹，皮肤色泽正常。手脚心微热、精神食欲可，眠佳，舌红少苔，脉虚无力。

诊断：紫癜。

辨证：心肾阴亏，虚火内炽。

治法：清热养阴，凉血敛血。

方剂：加减复脉汤、二至丸加减。

药物：生地黄20g，麦冬20g，阿胶15g，白芍15g，赤芍15g，墨旱莲15g，女贞子15g，茜草根15g，仙鹤草20g，乌梅炭15g，刺猬皮15g。

7剂，水煎服，每日1剂，每日3次。

半个月后随访，无新发皮疹，无腹痛，大便常规复查正常。

医案释要：患儿以反复双下肢皮疹为主要临床表现，伴有腹痛、便血，且有食物过敏史，四诊合参属于紫癜，病位在肺、脾、胃。患儿病前素喜辛厚味以致热伏中焦，发病时因海鲜腥腻作诱，后又接触异类动物而遭贼风毒邪入侵，导致脾胃伏火外发，毒风时邪入肠，内外合邪的病因病机特点。叶天士所言"凡斑疹初见……点大而在皮肤之上者为斑""若斑色紫……点大而紫，胃中热也"。胃热伤络而外发于肌肉与腠理之间，故斑点猩红，扪之碍手，压不退色；风毒邪热损伤肠络，而血便夹风泡；脾胃积热，气机郁滞则腹痛；热及下焦，膀胱络损则尿血。故辨证属脾胃伏火，肠风毒热。初诊时患儿脾胃伏火，肠风毒热，选用泻黄散合槐花散加减为宜。诸药合用能达热清、血凉、毒解、斑化、风灭、血止之效。二诊因其热毒尚存，腑气不通，故以三黄泻心汤合玉露散加减以清心泻火，通腑止血，意在使心脾胃郁积之热从下走。三诊时大热已祛，腑气已通。病机演变为中焦郁热，下移膀胱，血络损伤，气化不利，投以桂苓甘露饮加减清热凉血、淡渗分利，方中去官桂、白术之温燥，加牡丹皮、茜草、小蓟、大蓟、白茅根凉血消斑；用酒大黄旨不在泻下，而在止血而祛瘀，属叶氏"凉血散血"之法。四诊因诸症已除，从舌脉而知是病深入少阴厥阴之征，按《温病条辨》下焦温病"热邪深入，或在少阴，或在厥阴，均宜复脉"，当选其复脉辈以存阴养脉，使受损之络脉复形，而下焦肝肾膀胱溢血停止，遂进一步用知柏地黄丸合复脉汤、二至丸等加减以滋阴降火，收涩止血，固肾复原。

按：先生谓过敏性紫癜在内科常以"血证"立论，属血不行常道所致的"肌衄""便血""尿血"等范畴。在儿科教材则明确病名为"紫癜"，病因既可是感受温热邪毒，也可是伏邪外发，更多的是饮食及六淫疫毒引发内伏之毒热而发病。本病初属热属实属胃。叶天士有"凡斑疹初见……点大而在皮肤之上者为斑""若斑色紫……点大而紫，胃中热也"之论，陆子贤有"斑为阳明热毒，疹为太阴风热"之说，据此可归纳病机为阳明热炽，胃热发斑，辨证属脾胃伏火，肠风毒热。治疗则照陆子贤提出"斑宜清化"的原则，拟清胃泻脾，解毒祛风，凉血化斑为法。

（2）加减泻白散治紫癜案

曾某，男，9岁。1987年12月7日就诊。

患儿2个月前因碰撞后出现局部皮肤紫癜，色青而紫，开始仅一个，继者可发二三个，多时五六个，大者如核桃大小，小者如蚕豆般，按之疼痛。3天前见鼻衄，量中等，堵塞后可止。皮肤可见紫红色瘀斑，压之不褪色，鼻腔渗血，心烦不安，口干口臭，大便秘结。查体：生命体征平稳，咽红，扁桃体Ⅰ度肿大。肝脏不大，脾在肋下1~2cm。下肢关节不肿，皮肤紫癜，色青而紫，下肢可见二三个，大者如核桃，小者如蚕豆般，按之疼痛。辅助检查：血小板$30×10^9$/L，血红蛋白89g/L，白细胞$13.2×10^9$/L，淋巴细胞百分比37%，中性粒细胞百分比55%；出凝血时间延长；小便常规正常；B超提示脾大。刻诊：皮肤可见紫红色瘀斑，压之不褪色，鼻衄，心烦不安，口干口臭，大便秘结，舌红，苔黄微腻，脉滑数。

诊断：紫癜。

辨证：肺脾热炽，迫血妄行。

治法：清肺泻脾，凉血止血。

方剂：加减泻白散。

药物：桑白皮10g，地骨皮10g，生大黄10g，水牛角粉20g，牡丹皮15g，生地黄15g，赤芍15g，石膏20g，寒水石20g，鱼腥草20g，白茅根30g，仙鹤草30g。

4剂，水煎服，每日1剂，每日3次。

12月12日二诊：鼻血止，大便通，皮肤紫癜仍存，时有新发。舌红紫，苔白黄，脉弦。查血小板$28×10^9$/L。

诊断：紫癜。

辨证：瘀血互结，热毒内郁。

治法：清热凉血，化瘀止血。

方剂：犀角地黄汤、桃红四物汤加减。

药物：水牛角粉 20g，牡丹皮 15g，生地黄 15g，赤芍 15g，熟地黄 15g，川芎 15g，当归尾 15g，桃仁 15g，红花 10g，三棱 15g，琥珀 10g，生三七粉 10g。

7 剂，水煎服每日 1 剂，每日 3 次。

12 月 20 日三诊：皮肤紫癜无新发，原紫癜逐渐消退。舌紫苔白，脉弦。血小板 61×10^9/L。血热渐祛，血瘀仍在。

诊断：紫癜。

辨证：痰瘀互结，结于胁下。

治法：调畅气机，逐瘀化痰。

方剂：升降散、桃红四物汤加减。

药物：僵蚕 15g，蝉蜕 10g，姜黄 15g，酒大黄 10g，赤芍 15g，川芎 15g，当归尾 15g，桃仁 15g，红花 10g，三棱 15g，琥珀 10g，生三七粉 10g，白芥子 10g，瓦楞子 15g。

7 剂，水煎服，每日 1 剂，每日 3 次。

12 月 28 日四诊：皮肤紫癜全部消失，无特殊不适。舌紫苔白，脉弦。血小板 120×10^9/L，血红蛋白 11.8g/L，白细胞 9.2×10^9/L，淋巴细胞百分比 45%，中性粒细胞百分比 55%。出凝血时间正常。

诊断：紫癜。

辨证：气滞血瘀，痰瘀互结。

治法：行气化瘀，逐痰散结。

方剂：小柴胡汤、升降散、桂枝茯苓丸加减。

药物：柴胡 10g，黄芩 10g，京半夏 10g，党参 12g，僵蚕 15g，姜黄 15g，熟大黄 15g，桂枝 10g，茯苓 10g，牡丹皮 10g，桃仁 10g，芍药 15g，生三七粉 10g。

14 剂，水煎服，每日 1 剂，每日 3 次。

半个月后随访患儿皮肤瘀点瘀斑尽退，无出血，症状得到控制。

医案释要：患儿以皮肤可见瘀点、瘀斑，且不高出皮肤，伴鼻衄为主要表现，血小板计数显著减少，出凝血时间延长，故考虑诊断紫癜。患儿素喜辛燥肥厚之物，脾胃积热，蕴结中焦，气机郁滞而化火，伤及脾胃络脉，血溢于外，因脾主肌肉，故发于肉之外，皮之下；离经之血是谓瘀，故皮肤紫癜，色青紫。火热炽甚，上蒸于肺，损伤肺络，迫血妄行而鼻衄。病属肺脾郁热，波及血分，迫血妄行，兼夹瘀血。四诊合参诊为肺脾热炽，迫血妄行。患儿首诊时，以皮肤瘀点瘀斑，伴鼻衄，且色鲜红、口臭、便干，属于肺脾热炽，迫血妄行，当以泻白散和犀角地黄汤加味，清泻肺脾积热，凉血止血，使之热祛则血止，二诊时鼻衄止，大便通，皮肤紫癜仍存，时有新发。舌红紫苔白黄，脉弦。此为瘀血互结，热毒仍存，除之未尽，以犀角地黄汤合桃红四物汤，凉血祛瘀。三诊时血热已祛，瘀血仍存，所谓"瘀血不去，新血不生"，仍可出现血不归经之出血，故应当调理气机，祛瘀生新。四诊时皮肤紫癜全部消失，无特殊不适，此时患儿久病，气机久郁，兼有气虚，故以小柴胡、升降散合桂枝茯苓丸加减调理气机，益气健脾，因气能生血，又能摄血，使血有所统。患儿经四诊治疗后症状得到控制。

按： 先生称血小板减少性紫癜为"紫葡萄病"，是儿科常见的一种血液系统疾病，属疑难重病。发病时若皮疹以针尖样为主，为"斑疹"中的疹，为太阴所主，故有"疹发于肺"之属。常因外感风热邪毒所致，治疗以清肺凉血以透疹为主。鼻衄为主，则为血热妄行，以清热凉血为要。若以皮肤紫癜为主，因其色青而紫，是为离经之血，是谓瘀，治以解毒化瘀，调气行血。因本病易于反复，常因胁下包块作祟，故辨痰瘀互结，治以消痰逐瘀，以畅气血之行，气行则百病不生，经云"百病皆生于气也"是其义矣。故本案后以调畅气血，升降气机，消痰逐瘀为后期治疗较长时间之方法，与传统之治疗补气摄血，有较大之差异，临床效验甚多，不可不知。

（3）当归拈痛汤治痹证案

江某，男，9岁，因反复关节肿胀疼痛1年，加重伴左下肢软弱无力1个月，于1987年11月5日来我院儿科住院治疗。

患儿1年前开始左膝关节肿胀疼痛，部位固定，在当地诊断为类风湿关节炎，予以泼尼松、吲哚美辛及一些风湿类中成药治疗。疼痛时轻时重，肿胀时消时复。近1个月左膝关节肿胀一直不消，并出现下肢痿软无力，效果仍不明显，故来我院求治，门诊以"类风湿"收入住院。查体：体温 36.6℃，脉搏每分钟 78 次，呼吸每分钟 20 次，血压 100/70mmHg。咽喉部无异常；双肺呼吸正常，无干湿及痰喘鸣；心肝脾未及明显异常，小腿肌肉萎缩，肌张力减弱。检阅实验室报告：血常规，血红蛋白 108g/L，白细胞 $9.1×10^9$/L，中性粒细胞百分比 52%，淋巴细胞百分比 48%；血沉 48mm/h；C 反应蛋白 1010mg/L；抗核抗体（＋），类风湿因子（＋）。西医诊断：类风湿关节炎。中医诊断：痹证、痿证。入院后先后用过桂枝附子汤、葛根汤、独活寄生汤等，效果皆不满意，于是请先生查房会诊。刻诊：左膝关节肿，屈伸不利，不红不热，疼痛入夜明显，小腿肌肉僵硬痿，步履艰难，腰腿酸软，舌淡，苔白黄稍腻少津，脉沉细数。

诊断：痹证。

辨证：气阴两伤，夹湿夹瘀。

治法：除湿通络，益气活血。

方剂：当归拈痛汤。

药物：人参 10g，当归 10g，茵陈 20g，羌活 15g，防风 10g，升麻 10g，葛根 20g，苍术 10g，炙甘草 10g，黄芩 10g，苦参 10g，猪苓 20g，泽泻 15g，知母 20g。

7 剂，水煎服，每日 1 剂，每日 3 次。

1 周后患儿关节肿痛明显减轻，伴随症状也大有改善。因先生出差未再来查房，故在此方的基础上先后调整 3 次，服药 20 余剂，患儿已能走路，生活可自理，隧出院调理。

医案释要：痹证日久，可成痿证。正气日亏，气血不足，寒湿注络，郁而化热。治疗当以益气和血，除湿清热为法。而当归拈痛汤即有此功效。方中人参、当归益气和血，防风、升麻、葛根升阳通络，茵陈、苍术、黄芩、苦参清热利湿，更配以猪苓、泽泻利小便使湿有去路，羌活通络止痛，全方共凑除湿清热、益气养血之功。

按：此先生治重型痹证之医案。痹证，多因风寒湿三气杂至而成病。但本案病程长，症状错综复杂，且以风寒湿论之治之。先生综观其景，知病变虚实夹杂，寒热交混，以独特之方治之而获效。《杂病源流犀烛》乃尊生老人治杂病之专著，当归拈痛汤又是治杂症之专方。先生深领其奥，握其方之旨，故收病之效。

6. 时行疾病

（1）清解透表汤除麻疹案

倪某，女，11个月。1986年9月21日就诊。

患儿5天前无明显诱因出现发热，最高体温39℃，伴喷嚏，咳嗽，目赤，泪水汪汪，喜依偎母怀。2天前，耳后发际出现疹点，渐及耳前、面颊、前额、躯干及四肢，布及全身。皮疹初为淡红色斑丘疹，稀疏分明，疹间皮肤正常，纳呆，大便干结，小便短赤。近期有麻疹患儿接触史。血常规：白细胞 $4.5×10^9$/L，中性粒细胞百分比70%，淋巴细胞百分比52%。刻诊：壮热，伴喷嚏，咳嗽，目赤，耳前、面颊、前额、躯干及四肢，可见针尖样皮疹，稀疏分明，高出皮肤，摸之碍手，疹间皮肤正常，口干，纳呆，大便干结，小便短赤，舌质绛红，苔黄腻，指纹紫滞于气关。

诊断：麻疹。

辨证：肺胃郁热。

治法：疏风透表，清热解毒。

方剂：经验方清解透表汤加味。

药物：升麻6g，柴胡6g，薄荷10g，蝉蜕6g，牛蒡子10g，金银花10g，连翘12g，僵蚕8g，重楼8g，鱼腥草10g，大青叶8g，板蓝根10g，白花蛇舌草10g。

2剂，水煎服，每日1剂，每日3次。

9月23日二诊：服药1剂后，出现呕吐，大便出黏液样便，发热退，全身疹子逐渐消失。

诊断：麻疹。

辨证：肺胃郁热。

治法：疏风透表，清热解毒。

方剂：上方去升麻、柴胡、薄荷、蝉蜕、牛蒡子，加竹叶8g，石膏15g，生地黄12g，麦冬10g，牡丹皮10g，玄参10g。

药物：竹叶8g，石膏15g，生地黄12g，麦冬10g，牡丹皮10g，金银花10g，连翘12g，僵蚕8g，重楼8g，鱼腥草10g，大青叶8g，板蓝根10g，白花蛇舌草

10g，玄参 10g。

后未再发热，皮肤脱屑，遗留褐色色素沉着，1 个月后随访，色素尽褪，肤色如常。

医案释要：患儿既往有麻疹接触史，且起病有发热、咳嗽、喷嚏等类似外感症状，就诊时高热，皮疹已经遍布颜面、躯干四肢、手足均见到皮疹、出疹顺序符合麻疹的出疹规律，故诊断为麻疹出疹期。本证是为麻毒由肺及脾，由表入里，由卫分证进入气分证。正邪相争，以壮热起伏如潮、疹出密集融合为特点。肺热而清肃失职则咳嗽气粗；胃热则口渴喜饮，疹密暗红；热灼津伤，故见小便短赤；肺胃郁热，阻滞肠道，传导失司，大便干结；舌质红，苔黄腻，指纹紫滞皆为肺胃郁热之表现。患儿就诊时已处于麻疹出疹期，辨证为肺胃郁热，应疏风透发于表，清热解毒于里，故选用验方清解透表汤加味，升麻、柴胡、薄荷、蝉蜕、牛蒡子、金银花、连翘、僵蚕、重楼、鱼腥草、大青叶、板蓝根、白花蛇舌草，集辛透、托毒、清里于一方。二诊时烧退，全身皮疹逐渐消失，病属热毒衰减，阴液不足，余毒未尽，原方化裁，辅以竹叶、石膏、生地黄、麦冬、牡丹皮、玄参，以达清余热、补阴液、消斑疹之效。

按：先生认为麻疹治疗时应注意透、清、补三法的应用，时刻勿忘"麻不厌透，麻喜清凉"的原则。该案患儿邪毒已入里，辟积于肺胃，当遵《医宗金鉴·痘疹心法要诀》："凡麻疹出，贵透彻，宜先用表发，使毒尽达于肌表。若过用寒凉，冰伏毒热，则必不能出透，多致毒气内攻，喘闷而毙。至若已出透者，又当用清利之品，使内无余热，以免疹后诸证。且麻疹属阳热，甚则阴分受伤，血为所耗，故没后须以养血为主，可保完全。"该病案为小儿感受麻毒时邪引起的急性肺系疾病，极具传染性。该小儿正处于出疹期，因证施治，治则上以疏风透发于表，清热解毒于里，拟清解透表汤加减，一剂中症而病几愈。同时临证时应警惕麻毒闭肺、邪陷心肝之逆证，若发现应及时救治，避免贻误救治时机。

（2）腊梅解毒汤解水痘案

杨某，女，3 岁。1988 年 10 月 9 日就诊。

2 天前身上突然出现红色丘疹、疱疹，发痒，伴低热 37.8℃，伴咳嗽、咽痒，纳呆，大便干，小便黄，有水痘接触史。查血常规未见异常。刻诊：头面部、躯体可见黄豆大小之疱疹，内含水液，周围红晕，四肢散见粟粒样皮疹，伴瘙痒，纳呆，大便干，小便黄，舌质红，苔薄黄，脉数。

诊断：水痘。

辨证：时邪夹湿。

治法：治宜解毒，疏风止痒。

方剂：经验方腊梅解毒汤加减。

药物：腊梅花 15g，金银花 15g，连翘 15g，牛蒡子 15g，射干 15g，黄柏 15g，土茯苓 15g，蝉蜕 15g，紫荆皮 15g，僵蚕 15g，白蒺藜 15g，地肤子 15g。

3 剂，水煎服，每日 1 剂，每日 3 次。

嘱其第三次煎药时加入陈艾、石菖蒲同煎。所煎药水外用洗浴全身，不内服（一二道煎药用作内服）。

医案释要：本病初起有发热、流涕、咳嗽、不思饮食等症。头面躯干四肢可见黄豆大小疱疹，且有水痘接触史，故考虑诊断。病变部位主要在肺脾。小儿体属纯阳，易感受外邪。时行风温湿热邪毒，经口鼻而入，首先犯肺，肺主皮毛，属卫在表，卫表失和，则肺失宣肃；故见咳嗽，邪郁于脾。脾主肌肉，运化水湿，其性喜燥恶湿，时邪深入，湿热相搏，正邪相争，正气抗邪外达，风温湿热邪毒由表入里，由里出表，透于肌肤，故既表现为风温郁表，症见发热肤痒、咳嗽咽红等，又有湿热郁阻于脾。发于肌表，可见丘疹、疱疹透发，结合舌脉故辨证为时邪夹湿。此病案为水痘初起，故治则上采用清宣疏风，解毒渗湿止痒。腊梅花为解毒治痘之圣药，配金银花、连翘、牛蒡子、蝉蜕解毒疏风；射干、黄柏、土茯苓、紫荆皮、僵蚕、白蒺藜、地肤子共奏疏风、渗湿、止痒之功。全方以达疫毒解，湿浊除而病愈。

按：先生认为时邪疫毒是本病主要致病因素，且往往夹湿而至，风、湿、热三邪侵犯小儿机体，正如《医宗金鉴·痘疹心法要诀》："水痘发于脾肺二经，由湿热而成也。初起与大痘相似，面赤唇红，眼光如水，咳嗽喷嚏，唾涕稠黏，身热二三日始出，其形尖圆而大，内含清水，易胀易靥，不作脓浆。"所以治疗以疏风、渗湿、止痒为治，病位直指肺脾两脏，不能一味透邪，还应祛湿为要，临证中务必重视。

（3）银翘除湿汤治水痘案

龚某，男，4 岁。1991 年 1 月 8 日就诊。

2 天前开始发热，无鼻塞清涕；胸、背部起皮疹，疹色周边有红晕，疱浆清亮，痒剧。刻诊：咽喉充血，舌红苔黄腻，脉洪数。

诊断：水痘。

辨证：湿毒侵犯，肺脾受邪。

治法：清热解毒利湿。

方剂：银翘除湿汤加减。

药物：腊梅花 10g，金银花 12g，连翘 10g，牛蒡子 8g，射干 6g，苍术 8g，滑石 15g，土茯苓 12g，地肤子 12g，白鲜皮 10g，千里光 8g，柴胡 5g。

3 剂，水煎服，每日 1 剂，每日 3 次。

二诊，服上药后水痘逐渐结痂。舌淡红苔黄腻，脉数。

诊断：水痘。

辨证：时邪未尽，余热不清。

治法：清热解毒利湿。

方剂：银翘散加减。

药物：金银花 12g，连翘 10g，牛蒡子 8g，射于 6g，苍术 8g，滑石 15g，土茯苓 12g，地肤子 12g，白鲜皮 10g，千里光 8g，柴胡 5g，大青叶 10g，黄芩 10g。

2 剂，水煎服，每日 1 剂，每日 3 次。

医案释要：患儿发热 2 天，胸、背部起皮疹，疹色周边有红晕，疱浆清亮，痒剧，结合临床诊断为水痘。《幼幼集成·水痘露丹证治》："水痘似正痘，外候面红唇赤，眼光如水，咳嗽喷嚏，涕唾稠黏，身热二三日而出，明净如水泡，形如小豆，皮薄，痂结中心，圆晕更少，易出易靥，温之则痂难落而成烂疮。切忌姜椒辣物，并沐浴冷水，犯之则成姜疥水肿。"由于外感时行邪毒，从口鼻而入，蕴郁肺脾。肺合皮毛，主肃降，时邪袭肺，宣肃失常，而见发热、流涕、咳嗽等肺卫症状。脾主肌肉，邪毒与内湿相搏，外发肌表，故有水痘布露。辨证属湿毒侵犯肺脾，方用银翘除湿汤以清热解毒利湿。二诊，患儿服药后水痘逐渐结痂，但舌淡红，苔黄腻，脉数，时邪未尽昭然，故宜继续清热解毒利湿，选用银翘散加减，以求除邪务尽，病体获安。

按：此为先生治疗小儿传染病案例。《金匮要略》言"寸口脉微而数，微则为风，数则为热；微则汗出，数则恶风。风中于卫，呼气不入；热过于荣，吸而不出。风伤皮毛，热伤血脉。"患儿病水痘是因受了水痘时邪所致，属风热邪毒之类。时邪流行之时，外邪强犯人体，侵犯肺脾两经。肺主皮毛，脾主肌肉，水痘时邪由口鼻而入，蕴郁于肺脾二经而发病，故治以清热解毒利湿为主，拟银翘除湿汤。本方实以腊梅花加银翘散加减而来，施之效佳，化解湿热时邪、透解郁热达表，发越毒邪离体而病自愈。

二、医话

大凡一代名医，总会留下一些名言名句，为后学者指明前进方向，使之少走弯路，更好更快地成为优秀的临床中医。先生六十年苦耕临床和读书著书，积累了十分丰富的临床经验，创立了诸多学术观点，留下许多临床名言。这些都是先生留下的宝贵财富，我们应当加以发掘、整理和应用。在整理医话医案时，有些为先生口述，有些是在先生的著作中反复出现的标题性话语。部分医案是先生自己的案例，部分为同事、弟子、学生依照先生的医话理论治疗疾病的案例，在这里一并选录于下，以飨读者。

1. 阴阳有多少

先生每做中医儿科生理病理讲座时，开场总以小儿"阴阳有多少"的话题展开对小儿生理的描述。如若没有对儿科生理特征、病理特点、临床病证的全盘了解和总体认识，是不可能回答与讲述好这个貌似简单的问题的。先生提出这个问题，是基于小儿的特殊生理。阴阳理论在儿科尤其重要，具有非常实用的指导意义。

《易经》中有一个词语为"纯阳"，本是对乾坤测卦方面的描述，这一词却被引用来表述小儿时期生长发育的特点，即速度快、生机旺盛。《颅囟经》首次提出"凡孩子三岁以下，呼为纯阳，元气未散"，即小儿为"纯阳"之说。《冯氏锦囊秘录·小儿急慢惊风》云："天癸者，阴气也，阴气未至，故曰纯阳。""纯阳"是对小儿在生理状态下阳相对旺盛、阴相对不足的概括。所以这个问题告诉大家的是小儿阳气多，阴气少，阳占了主导地位。叶天士《幼科要略》释云"襁褓小儿，体属纯阳，所患热病最多"，指出了小儿因为阳多就容易患热病这一病理特点。根据古人的描述和先生自己的临床经验，先生对小儿阴阳有多少做出了这样的回答"阳热偏旺，热病最多；阴津不足，天癸未至"。

（1）阳热偏旺，热病最多

"阳热偏旺，热病最多"，在临床有两层意义。

一是讲小儿生病，不论是何种疾病总是容易出现发热症状。无论是感冒，还是咳嗽，或是呕吐，或是泄泻，甚至是伤食，如果是成人则发热少，如果是儿科则发热多。

记得一次门诊看病时，一个家长抱来一个半岁男孩，说是晚上吵闹，老是不入睡，家长也不得安睡。先生问了病史，看了舌苔和指纹，再握了一下小孩的手心，做出了伤食的诊断，开出了保和丸加柴胡、青蒿的处方。学生对处方中加柴胡和青蒿不理解，因伤食一般都是加胡黄连和银柴胡。先生讲，如果只是伤食五心热，加胡黄连和银柴胡是对的，但如果是真正的发热，用青蒿和柴胡更效。学生问，孩子不是没烧吗？先生讲，根据小儿阳气偏旺，热病最多的特点，看病后回去还不等吃到药必发热。结果，患儿家长刚把药抓好，回到诊室告诉大家小儿的温度可能已升高了，测体温38℃。此案说明，小儿阳气占主要，任何病证都应该注意发热的动向。

第二层意思是讲小儿一旦生病，特别是急性病证，热证偏多。这里的热证是指辨证的热证，不一定要有发热。无论是感受风寒还是风热，不管是多食伤食还是饮食不洁，或咳或喘，或吐或泻等多种疾病，辨证时只要没有明显的寒象就可辨为热证，所以儿科用药清热药远多于温燥药。

有这样一个病案可与大家分享。一个家长带着3岁的女儿就诊，家长讲，昨天带女儿出去玩可能是吹了风，受了凉，从晚上开始至第二天上午都在呕吐，什么都喂不下，水入即吐。先生询问了病史，舌正红，苔薄白，脉象指纹无特别。先生诊断为热吐，在座的学生都很疑惑，明明是感受了风寒，加上舌红不明显，苔不黄，这不是藿香正气散证吗？先生的处方却是温胆汤加黄芩、黄连。患儿服药2次后呕吐即停止。第二天患儿复诊，先生又以竹叶石膏汤调后。这个病案告诉大家的是，一些急性病只要是寒证不明显，就可从热证论治，就因为小儿体属纯阳，阳气偏旺，热病最多，其中也包括热证，且凡阳气多于阴气的体质，六淫之邪皆从火化，这就是小儿的生理特点。

（2）阴津不足，天癸未至

除了阳气偏旺的一面，另一面就是"阴津不足，天癸未至"，展现了儿科稚阴稚阳的生理特点。"稚"是幼稚、嫩小、不成熟的意思，"阴"一般是指五脏六腑的形体结构、四肢百骸、筋肉骨骼、精、血、津液等有形物质；"阳"一般是指体内脏腑器官的各种生理功能活动。《温病条辨·解儿难》描述小儿是"稚阳未充""稚阴未长"。用"稚阴""稚阳"来表明小儿时期体内无论是在属阴的形、质方面，或是在属阳的各种生理活动方面都是不成熟、不完善的。在临床上如何体现这一阴不足的生理特点，儿科鼻祖钱乙就首先告诉了我们这一道理。钱乙创立五脏辨证，开脏腑辨证之先河，创"肾常虚"时的立方，就是根据儿科"阴不足""天癸未至"的生理特性，改造仲景名噪一时的肾气丸为六味地黄丸，这在当时需要何等的魄力和勇气，如果没有坚实的临床基础和对儿科阴阳特点的深刻领会，是不可能做出这样的名方裁减的。六味地黄丸问世后，在儿科临床乃至整个医学领域都有巨大的价值和影响。

在临床上，诸多的医案也证明了小儿阴津不足的学术观点。这在西医学的"脑瘫"患儿中极为多见，中医儿科称为"五迟""五软"，这与先天禀赋不足、肾气虚损、阴精不足也有很大的关系，所以从肾治、补阴精，可使患儿得以康复。除一些本身辨证属阴津不足的疾病外，还有很多儿科疾病在诊治过程中也要随时护阴固阴。

有这样一个医案说明了这一点。一个 2 岁的男孩，患肺炎出现热咳痰喘的症状，到儿科就诊。对于肺炎患儿，本该住院治疗，但家长一个人带孩子，又开了个小卖部离不开人，坚决不住院，只想开药回家服用。先生问了发病情况，看了舌苔指纹，开了个苏葶麻杏石甘汤加味，其中就加了麦冬和南沙参。患儿家长没有诉口渴饮水，舌诊也没有见明显的少津少苔，加两味养阴药就不知其解。先生用这两药，是根据小儿阴气偏少、阴津不足的生理特点，此患儿虽未见少苔少津，但根据其热咳痰喘的临床证候是应该有苔偏厚偏腻偏多的舌诊，加之患儿痰黏不易咯的咳象，加养阴药一是利痰减咳，二是防止燥化，三是护脾胃之阴，因西医退热药强汗后会导致胃损伤。结果患儿经过数剂中药治疗后，病情很快得到控制，也没有出现肺炎后期肺胃之阴亏损的病理传变。这个案例还告诉我们，治疗小儿病是可以根据其生理病理特点进行未病先防的。治未病不只是所谓调理身体之类的预防保健，还可以贯穿于每一次辨证及每一张处方中。

至于"天癸未至"的生理特点，也是一种阴气不足的表现，《冯氏锦囊秘录》有"天癸者，阴气也，阴气未至"之论，《素问·上古天真论》中也有针对"天癸"的论述，"天癸至"是代表肾气充实，能孕育生命的象征。天癸未至之时，可表现出一些儿童特有的疾病，如"五迟""鸡胸""龟背""囟陷""尿床"等疾病的发生都与阴气不足、天癸未至的生理特点密不可分，治疗这类疾病以填育阴精为主。

记得先生的弟子曾治疗的一位患儿，是个 5 岁的男病儿，来就诊的主诉是能吃不长，不长个子，也不着肉，家长很担心。当时认为是胃强脾弱，故能吃不吸收，应该健运脾气，便开了参苓白术散加清胃散，结果服了 7 剂又重服了 7 剂，没什么起色。第三诊时，想到先生讲的"阴阳有多少"中的阴气不足、天癸未至的生理特点，改辨证为肾阴不足、精血不济，给予填精补肾法，遣六味地黄丸加明参、泡参、升麻、柴胡，结果患儿服药 1 个月后有了效果，体重长了近 1kg，继续用此方 2 个月，患儿的身高也增高了 1cm。

上面这些简单的医案都是以先生的医话作为指导应用于临床的结果。有了临床效果就对先生的"阴阳有多少"话题有更深刻的认识，特别是对"阳热偏旺，热病最多；阴津不足，天癸未至"理解得更加透彻，也能更好地运用于今后的临床工作中。

2. 儿科"四诊"不必全

先生临诊时有一句医话是"儿科四诊不必全"，这点让我们疑惑。讲授中医诊断学时，老师不是强调四诊越全越细，诊断辨证越准，那为何又说不一定齐全呢？《医宗金鉴》曰："望以目察，闻以耳占，问以言审，切以指参。"小儿疾病的诊断方法与临床各科一样，均用望、闻、问、切手段收集资料进行诊断和辨证。但儿科与成人科有很大区别，因小婴儿不会说话，较大儿童虽已会说话，但不能准确描述自己的病情，加上就诊时哭闹，影响气息脉象等，因此古代称儿科为"哑科"，望诊在儿科显得尤为重要，正如《育婴家秘》曰："医道至博，幼科最难……望以目察，闻以耳占，问以言审，切以指参，苟得其要也，捏造化于妙手。"通过多年的儿科临床后才发现，先生所说"儿科四诊不必全"这句话的意思，并非不想把四诊资料收集全，而是实际情况决定无法收集全，这就是儿科的特殊性，也提醒儿科医生应该掌握具有儿科特殊性的诊法。

儿科四诊包括望诊、闻诊、问诊、切诊，有同于成人的地方，又有很多自己的独特之处。望诊包括总体望诊（望神色、望形态）和部分望诊（审苗窍、辨斑疹、察二便、察指纹）两个方面；闻诊包括听声音（啼哭、呼吸、咳嗽等）和嗅气味（口中气味、大小便气味等）两方面；问诊包括问年龄、问病情、问个人史几方面；切诊包括脉诊、按诊。"不必全"在什么情况下可以不必全，又有什么诊法可以代替呢？

首先说望诊。望诊对于儿科来讲是最重要的，是一个儿科医生必须掌握的本领，也是一个儿科医生临床经验的积累和水平的体现。望患儿一眼便知病变的轻重，甚至病变的部分。如患儿面白浮肿、睑如卧蚕，便可知患了肾病；患儿呼吸点头，鼻翼扇动，可知是肺炎重症；双眼无神，眼眶凹陷，便知是腹泻脱水。什么情况下可以缺失呢？举个例子：门诊时一个家长抱儿来看拉肚子，四诊进行完，唯其缺一项望大便的形状，这是小儿腹泻辨证的重要依据，等了近 1 个小时患儿也没拉肚子，大便没法看，局部望诊无法进行，只能听家长描述大便的形状，每次量多，在地下摊开如餐盘大，水多粪少，不能成堆，无奶瓣及食物残渣，色泽淡黄等。最后辨证为脾运失健，水湿注肠，处以胃苓汤加太子参，病情治愈。此案本为望诊的内容，改为从问诊而得，如果一定要四诊必全，就无法处方了。

闻诊是通过听声音和嗅气味来辅助诊查疾病的方法，儿科听声音主要包括患儿的哭声、咳嗽声、痰鸣声、说话声及呼吸声等。嗅气味主要包括小儿口中的气味、大小便的气味等。儿科闻诊在有些疾病中非常重要，例如咳嗽声的辨别在感冒、咳嗽、哮喘等疾病的诊查中就很关键，大便的气味在胃肠疾病中也占有很重要的地位。因此，先生强调从声音、气味来辨别患儿疾病情况是儿科医生需要锻炼的一个重要技能。正如《幼科精要》中说："小儿有病最为难，口不能言辨是非，惟在揣摩而测度，听声察色探元微。"张景岳也指出："闻声知情无所不达，此声音之学，不可忽也。"然而儿科这些诊法虽重要，但有时不一定就能用得上，患儿来到诊断室时不咳不喘，就听不到咳嗽、哮喘和痰的声音。例如有次门诊，一个 5 岁女孩就诊，主诉为咳嗽 5 天，本希望患儿可以咳嗽两声，听听声音如何，喉间是否有痰等，但患儿始终不能配合，只假咳了两声，这时也不能强迫患儿，于是询问其母亲咳嗽是怎么样的。母亲叙述咳嗽声音重闷，听起来喉咙上有痰，但小孩子不会吐痰，加上望诊发现舌苔白腻，中部微微偏黄，因此给出了湿热咳嗽的诊断，处方宣痹汤和千金苇茎汤。复诊时症状只是有所好转，此次听到了患儿咳嗽时喉中痰鸣的声音，改辨证为痰热咳嗽，处以六安煎加胆南星、海浮石、信前胡，咳嗽告愈，后以调理脾胃收尾。再如小儿腹泻，不能嗅大便气味，家长描述臭气很明显，偏酸臭，加上询问病史时得知患儿吃了汉堡包，晚上睡卧不安，喜欢趴着睡，因此在不能闻诊的时候也能做出伤食泻的诊断，处方保和丸加隔山撬、鸡矢藤。像这样的例子还很多，均是据所能收集到的有效资料做出的判断。

儿科问诊包括问年龄、问病情、问个人史等。从问诊情况中可以得知患病原因、病程、病情、饮食、睡眠等，还可以从哺乳、护养、起居活动中可以判定一些和疾病相关的情况，此外，患儿的年龄、体重也是用药的一个重要依据。但是由于婴幼儿不会说话，较大的儿童虽然会说，但是难以用语言准确的描述自己的病情，家长描述的也不一定是真实情况，因此有时也需要舍弃问诊的一些内容。例如腹痛，患儿无法清晰地描述是胀痛、刺痛还是隐痛，疼痛放不放射、是否牵引其他部位等都是无法问出的，家长也不能代答。这时就只能从病因、发病时间、持续时间、缓解因素等方面来判断。如门诊一个 3 岁男孩就诊，主诉腹痛 1 天，切诊腹软，痛指肚脐，切诊时患儿表情稍显痛苦，但并不是痛不能忍受的样子。母亲叙述患儿喜欢喝热水，喜欢热的东西敷在肚子上，但是不喜欢母亲帮他揉按，还呕吐过一次。因此在问诊不清楚的时候从病程 1 天、切诊情况及母亲的描述中判断患儿是由于感受寒邪导致腹痛，处方藿香正气散加高良姜、荜茇，用药一次后疼痛即解。再如头痛，患儿无法清除描述胀痛、刺痛、头重如裹等情况，因此在问诊不清楚时应据其他三诊资料综合判断，特别是结合医生多年的临床经验，方能做出正确的诊断。问诊的缺乏相对其他三诊是较少的。

切诊包括脉诊、按诊（按头囟、按颈腋、按胸腹、按四肢、按皮肤等）。通过切诊可以了解：患儿脉象；囟门闭合与否、囟门是否有凹陷、张力是否升高；颈部、腋下淋巴结是否肿大，质地如何，活动度好不好；胸腹部是否有包块、疼痛，皮肤温热度、汗液情况、水肿情况等。

但小儿切诊又与成人不同，例如脉诊，3 岁以下小儿一般不切脉，3 岁以上也多用"寸口一指脉"，分类一般为浮、沉、迟、数、有力、无力六种，且小儿哭闹、跑动等均会影响脉象。再如按腹部，因小儿不配合或描述不清，可能医生按到每一个地方患儿都会说痛，这时患儿的话是不可信的，可以通过按诊时患儿的表情来判断患儿是否存在腹痛，以及腹痛程度。例如一个4岁藏族男孩因便秘就诊，按腹部时因为小孩儿怕痒而不能配合，但其母亲叙述：患儿是因为吃了过多糌粑而出现的便秘，有时会说自己肚子痛，放屁很臭，最近几天起床口臭很明显，总是打嗝，因此先生根据病因及家长的描述做出了食积便秘的诊断，处方保和丸加连翘、枳实、厚朴。指纹方面如表现为淡，应属虚属寒，但证候表现一派热象，故而可省去纹证。患儿脉搏浮数，看似表证，然证候主现下利清水，结果辨为脾胃虚寒理中汤证。还有这样一个有趣的案例，一个2岁9个月的幼儿，指纹一看又粗又滞，推压也显滞象，脉搏较正常小儿偏慢，主症为咳嗽伴饮食减少，考虑伤食咳嗽，以保和丸加杏仁、桔梗、前胡、黄芩，结果不效，咳嗽加重，复诊时指纹脉象同前，重辨为肺热夹痰，予以麻杏石甘汤加法半夏、黄芩、枇杷叶、紫苏子、葶苈子，2剂药咳止。这说明了指纹和脉搏的表现有时不一定代表了疾病的性质和证候的属性。因此在临床上若脉证或纹证不吻合时，常常可省去，这就是四诊不必全中的切诊的缺失。

以上的一些简单医案都充分体现了先生的"儿科四诊不必全"这句话。正如关于小柴胡汤的描述"伤寒中风，有柴胡证，但见一证便是，不必悉具"一样，儿科诊法由于很多因素的限制，四诊资料不能一一具备，这时只要能抓住主要矛盾，就可通过其首诊的资料做出判断，因此临床时不应拘泥，而是要灵活应变，有所取舍，方能准确对疾病做出判断。

3. 儿科病证有"五易"

先生每次讲儿科病证的特点时总与成人做比较，常说小儿的病证有"五易"：肺娇易病，脾弱易伤，心热易惊，肝旺易搐，肾气易虚。"五易"的提出立足于小儿特殊的生理特点，基于临床上的经验总结，继而运用于小儿临床的病证分析与诊治。

（1）肺娇易病

在临诊的过程中，我们遇见非常多因外感、鼻炎、哮喘等表现为咳嗽、喉中有痰、发热、喷嚏、鼻涕、喘鸣等症状的小儿，几乎占了儿科门诊患儿的八成。小儿肺系疾病的发生率之所以如此高，归根到底均与肺娇相关。肺者，因其不耐寒热，又为呼吸之气道，直接与外界沟通，故为娇脏。盖肺为脏腑之华盖，上通口鼻，主气属卫，为宗气出入之所，外合皮毛而煦泽肌肤，具有卫外抗病之职。小儿形气未充，卫表功能固然薄弱，肺脏娇嫩，易为邪气所感，影响肺主司呼吸、宣发升降的功能。肺本为娇脏，加之小儿机体的不成熟完善，且小儿冷暖不知自调，或因家长护养失宜，使小儿更易受六淫外邪的侵袭。所以先生言之"肺娇易病"，是结合肺脏本身的生理特性及小儿自身的生理病理特点而言的，也是临床中病证的体现与总结。把握好这个特点，保持肺之纯洁，既能防止肺系疾病的发生，又能治愈这些呼吸道常见疾病。

（2）脾弱易伤

先生之言在临床有两层意义。

一是指脾胃为水谷所聚之地，脾薄而弱，易被乳食所伤。跟诊时曾遇一半岁小儿，啼哭不安，家长诉近二日食欲不佳，大便质稀，日四五次，矢气颇多，触及腹部胀满，舌淡红，苔白厚腻，指纹紫涩。先生辨证为积食泄泻，予保和丸佐荷叶、葛根、黄芪消食导滞，升清降浊。2剂后复诊泻下已和，苔稍腻，腹满矢气大减，故予异功散加焦三仙，予调中助运，药后病证转愈。保和丸类方在儿科临床应用概率非常高，说明小儿脾弱易滞的临床特点。小儿机体处于生长发育阶段，较成人对气血津液的需求更为迫切，故小儿脾胃所需尽职责更为重要。钱乙在《小儿药证直决》中言"五脏六腑成而未全，全而未壮"，小儿脾脏亦是如此，万氏《幼科发挥》亦言"肠胃脆薄，谷气未充，此脾之所以不足也"。所以相对不足的脾胃功能加之小儿机体需要相对快速的功能需要，最终导致小儿脾胃虚弱，容易受到伤害。

二是指在小儿疾病过程中容易损伤脾胃，特别是外感时易兼脾病。在临床中，许多外感小儿在使用西药治疗或者退烧后容易损伤脾胃功能，致使其脾病兼证发生。例如门诊一5岁小儿，因外出受凉感邪后发热，服退烧药后热已退，咳嗽明显，喉中有痰，食欲不佳，精神睡眠可，舌苔黄薄腻，脉滑。先生辨此盖小儿肺脏娇嫩，卫外不固，脾虚失运，内生痰湿，上阻于肺。辨证为痰湿内阻，予温胆汤合三子养亲汤加减，3剂后患儿咳止，予参苓白术散加天花粉、知母、山楂、神曲健脾助运调理，患儿即愈。通过此病案我们可以得知，小儿脾胃本不足，服用退烧药物后强汗易伤脾胃之阴，故咳止后予以健脾养阴之剂。基于此，先生常在一些感冒退烧剂和咳嗽喘促剂中加山楂、神曲，其原因亦是脾弱易伤，在任何病证发生时都容易出现。

（3）心热易惊

《育婴秘诀》云："儿之初生，知觉未开，见闻易动，故神怯易生惊也。"小儿容易受到刺激而受惊哭闹，本为正常。可在临诊中，常见许多小儿在无外界干扰或睡觉时受惊而发，啼哭频繁，甚至烦躁不安，惊叫不已。家长们每每不知其因，只能拥抚安慰，故前来就诊，前医多以安神之剂投之，效不佳。而先生多以心热论治，并言小儿乃纯阳之体，阳热偏旺，心常有余，易于火化，且心为神明之府，心本主惊，心经有热，神明受扰，故心热易惊也。

先生曾在门诊治一学龄前小儿，半个月前夜间突易惊醒，醒后即哭闹不止，白日如常，家长诉无明显精神刺激或其他心理创伤，西医院检查未见明显异常。病史无明显异常，平日进食亦可，家长诉近日睡时喜"趴着睡"。先生查体见唇干红，舌尖稍红，苔薄白，脉象无特别，处方黄连导赤散加减。学生问及缘由，先生说"热则神乱而卧不安，因而生惊"。古云"心为君主，不可犯之，泻其腑者，以避嫌也"，故取导赤散加减予以清泻心热。患儿服药3次后复诊症减，夜间未啼，继予清热复加安神柔阴之品，后患儿服药1个月后夜惊未见反复。

小儿脏腑娇弱，形气未充，心神怯弱。《小儿药证直诀》云"心主惊"，心为火脏，其属火，或因小儿心常有余，心受邪易从火化，心火旺盛，心为神舍，热扰神明，心神不宁，或脾弱失运，郁热中焦，积热上炎，扰动心神，或小儿纯阳之体，天癸未至，阴精不足，水不济火，故临床中小儿较成人更易生惊，在辨证过程中注意把握心热的病机，对于我们治疗惊证有着较好的指导作用。

（4）肝旺易搐

临床中，我们经常遇见发热小儿伴发惊风抽搐，家长非常担心病情严重会影响小儿的生长。先生有一例医案，5岁小儿受凉半日后突发高热无汗，手足抽搐，意识模糊，查体温39.3℃，见唇绛面红，呼吸急促，诊断为高热抽搐，即予银翘散合泻青丸加减，并加入钩藤、蝉蜕二味药物。快速多次服药后，小儿体温降至37.5℃，神清抽止。此案先生从肝出发，疏风解表、凉肝泻火的同时，运用平肝息风之物以息风止痉，其辨证思想正如《幼科发挥》中所云"诸风搐搦，皆肝之病也"。先生讲解小儿病证时常说"肝旺易搐"。处于生长发育阶段的小儿，机体正如春之嫩芽，生机蓬勃。肝主木，木属少阳，主升发之气，亦主生长。生理上肝之升发旺盛，在先后天的滋养基础下，也助力小儿的生长发育，所以说，少儿体禀少阳。小儿感邪发热，肝之旺盛之气升发太过，火盛生风，肝风内动；肝主筋，肝经火热，筋脉拘急，均可导致肝经旺盛而出现抽搐。另一方面，惊风被列入儿科四大疾病，说明了小儿肝旺易搐这一特点，所以儿科治疗急惊风的代表方——羚角钩藤汤的问世，对于儿科临床急病热病具有划时代的意义。

（5）肾气易虚

肾为先天之本，寓元阴元阳于中。临床中我们可见一些小儿发育延迟，例如齿生迟、毛发稀疏不黑、不能坐等，中医学称之为"五软""五迟"等；或生长发育障碍，个矮体轻，二便不能自控，青春期儿童生殖功能发育异常，表现为女生无"月事以时下"，男生无"精气溢泻"等，这些都与小儿肾气虚弱有关。先生时常指出，小儿肾病辨证多虚，盖肾气易虚也。如门诊时见一患儿夜眠遗尿，小便量不多、质清，形神稍欠，纳眠可，舌淡苔薄白，脉缓。先生予以加味菟丝子汤外加附片、党参、山药之剂治疗，二诊夜尿减少后续与原方加入麦冬、天花粉调后。辨证肾气虚弱，命火不足，不能约束水道。肾藏精、主骨，肾气的生发与推动在小儿迅速的生长发育过程中起着主导作用，其提供自身所藏之精气，鼓动脏腑经络，四肢百脉。有云"肾主虚者，此父母有生之后，禀气不足之谓也"。小儿气血未充，肾气本未固，若先天肾气虚弱，则相应病变应运而生。此外，除这些与先天禀赋不足相关的病证外，儿科肾病综合征的发病也与肾常虚、肾阳不足密切相关。病变早期出现的浮肿须用真武汤温肾阳、利水气，恢复期为防止病证反复，还须用肾气丸温肾阳、填精髓。

通过以上语案，能够更好地帮助我们理解和体会小儿的病证特点。先生所提出的小儿病证之"五易"，言简意赅，是多年临床的经验总结，在儿科临床中有着很高的指导及应用价值，广泛涉及儿科的常见疾病，有助于对临床病证的把握与辨治，是一笔宝贵的思想财富。

4. 治疗感冒审"六兼"

先生在长期的中医临床中积累了丰富的经验，也创立了许多学术观点和临床名言。在临床上看似普通的病，先生却赋予它系统性和完整性。"治疗感冒审六兼"就是其中意义深远又能很好指导临床的一句名言。六兼是指"兼饮食，兼呕吐，兼泄泻，兼痰喘，兼湿邪，兼惊"。

感冒是小儿常见肺系疾病之一。任何年龄小儿皆可发病，婴幼儿更为多见。因小儿肺脏娇嫩，脾常不足，神气怯弱，感邪之后，易出现痰喘、饮食、呕吐、泄泻、惊厥等症状。如张景岳在《景岳全书》中说道："盖小儿之病，非外感风寒，则内伤饮食，以至惊风吐泻，及寒热疳痫之类，不过数种。"下面就审六兼的临床特点和医案做一些诠释。

（1）兼饮食

儿童感冒后，不外发热、头痛、鼻塞、流涕、喷嚏、咳嗽等主要症状，同时多数病者还会表现出不思食，大人亦如此，何况小儿。小儿感冒后卫气抗邪，中焦之气上承之，此时脾胃之气也感虚薄。加之脾常不足、饮食不节的特点，感冒之后，往往影响运化功能，以致乳食停滞不化，阻滞中焦，则为感冒夹滞。反之，当小儿先有食滞中焦，后感受风邪而发生感冒夹滞，也可在感受风邪之后，肺脏受邪，影响脾胃的升降，乳食内停，积而化热。李中梓在《医学心语·卷四》中写道："不能食有风寒食不消者，病气退而食自进。"蒲辅周有一则医案，小儿2岁，发热8天，下午体温在39℃左右，咳嗽，咽喉发红，脘腹胀满，不思饮食，呕吐酸腐，口气秽浊，大便酸臭，小便短黄，舌苔厚腻，脉浮数。属风热感冒，夹食滞，治宜和解法，采用香苏饮合葱豉汤加减，疏解风热之邪，使病邪外出，兼有食滞佐以消导药，而病痊愈。

（2）兼呕吐

呕吐是小儿最常见的证候之一，它是由胃失和降、气逆于上所造成，所以任何病变，有损于胃，皆可引起呕吐。小儿感冒后呕吐者，常常是由于外感风寒、风热引起胃失和降导致呕吐。朱丹溪《幼科全书》载："有物无声曰吐，有声无物曰呕，有声有物曰呕吐。其证有三，有寒，有热，有食积伤。"另感受暑邪，暑易夹湿，湿困中焦，脾胃升降失司，也可导致呕吐。一个3岁女孩，在外玩耍吹风受凉，晚上开始至第二天上午都在呕吐，不思饮食，食入即吐，先生问了病史，舌正红，苔薄白，因小儿属纯阳，阳气偏旺，热病最多，先生诊断为热吐，处方为黄连温胆汤，服药2次后呕吐即止。

（3）兼泄泻

先生擅长从肺论治小儿腹泻。有一病案，赵某，女，7个月，因腹泻2天就诊。就诊时腹泻每日6次，清稀量多，色稍黄夹泡沫，鼻塞，食少纳呆，小便黄少，舌红苔薄黄，指纹青紫，风关以内。辨证：风热犯肺，宣发失司。治法：辛凉解表，宣肺化湿。处方：薄荷6g，蝉蜕6g，前胡9g，瓜蒌皮9g，淡豆豉6g，牛蒡子9g，桔梗9g，山楂9g，神曲9g，黄芩6g，木通6g，车前子10g，2剂。复诊时，腹泻消失，大便成形，鼻塞已通，但仍食少，舌尖红，苔薄白。拟六神汤加麦冬、沙参健脾补肺，调理善后。

先生十分重视小儿肺脏尤娇的特点对小儿脾胃运化功能的影响，认为饮食的消磨转输、气血精微的化生，虽以脾胃运化为主，但脾胃的升降与肺的宣发肃降息息相关。脾的经脉还循胃口，上膈属肺，肺的清肃与胃同主于降，肺之宣发与脾的升清同主于升，肺的宣肃有协调脾升胃降之功。小儿肺脏尤娇，脾常不足，外邪易犯，功能易乱，若外邪犯肺，肺气失宣，则尤易扰乱水谷精微敷布之常道，使脾之清气不能按其常道"上归于肺"而反下降，下行大肠，发为泄泻。正如《医门法律》所说泄痢"皆因肺热所移，尤其辛凉之药先清肺之化源矣"。因此，先生以辛凉解表、祛风宣肺之法，从肺论治小儿泄泻，使风热得解，娇肺之气得之宣发，脾胃之精得以上升，水湿之浊邪得以下行排出体外，故泄泻得以治愈。由此可见，从肺论治小儿泄泻不仅疗效可靠，而且所用药物性味中和，避免了过用苦寒之品损脾伤胃之弊。

（4）兼痰喘

肺为"华盖"，肺为娇脏，小儿更是如此。当风邪犯肺，肺失清宣，津液输布失常，水液停聚为痰；亦有小儿脾常不足，肺病及脾，运化失职，水湿不化聚而为痰。此所谓"脾为生痰之源，肺为贮痰之器"。痰盛壅肺亦作喘，正如《金匮要略》："咳逆上气，时时吐浊（吐浊，指吐出稠黏痰），但坐不得卧。"此文是对痰喘的最早记载。小儿外感风寒、风热皆可导致肺气郁闭，肺失宣肃，咳逆上气；若水液代谢受邪气影响，风寒之邪使肺气郁闭，水液输化无权，凝而为痰，则见痰涎色白而清；若风热犯肺，灼伤肺津，炼液成痰，痰阻气道，壅胜于肺，则见咳嗽剧烈，喉间痰鸣，气促鼻扇。有先生弟子的一个医案：一个3岁男孩，感冒起病，有鼻涕、喷嚏、咽痛、咳嗽，同时兼有咳甚时喘，喉中痰鸣。不知是从感冒治疗还是从哮喘论治，此时此刻想起了先生"治疗感冒审六兼"其中之一的"兼痰喘"，于是在银翘散中加了杏仁、前胡、海浮石、紫苏子、葶苈子，3 剂即效，感冒症状没了，痰喘也没了。

（5）兼湿邪

四时感冒皆可兼湿邪，夏季之感冒更是如此。夏令冒暑，长夏多湿，暑为阳邪，暑多夹湿，暑湿之邪束表困脾，而致暑邪感冒。10 月某日，一个 4 岁小儿来就诊，述 20 天前高热至 40℃，西医用抗生素治疗后高热退，但一直低热，随后出现一身风疹，仍用抗生素治疗，低热如故，现精神佳，呼吸粗，仍低热，无汗，口干喜饮，纳尚可，大便干燥，小便多而黄，脉滑数，舌质淡，苔白腻。先生诊断为伏暑夹湿，兼感新凉，现新凉已解，伏湿尚留，治宜通阳利湿，处以茯苓皮、杏仁、薏苡仁、佩兰、滑石、黄芩、茵陈、竹叶、苇根、神曲、通草。服 2 剂后，低热退清而愈。此患儿初起由暑湿内伏，心凉外加，卫气郁闭，导致高热无汗，用退热剂后高热降，但湿邪尚留，邪不得出，故发风疹，肌腠之邪，随疹而解，但内留之邪，仍不可除，先生用淡渗微苦微辛之剂，使湿开热透。由此可体会吴鞠通"徒清热而热不退""治湿非淡不渗，非辛不痛"之理。

（6）兼惊

感冒兼见惊惕哭闹，睡卧不宁，甚至骤然抽风，多见于高热者。小儿心神怯弱，筋脉未盛，外感邪热化火内扰心肝，易于生惊动风，故在病理上体现了肝常有余、心常有余的特点。《小儿药证直诀·伤风后发搐》："伤风后得之，口中气出热，呵欠顿闷，手足动摇，当发散，大青膏主之。小儿生本怯者，多此病也。"一个 7 岁小儿，独自在家学习，恰遇天气突变，狂风暴雨倾泻而下。患儿在惊恐中哭着去关门窗，被大雨淋透周身，当夜即发热抽搐，双目上视，昏不识人，颈项后倾，四肢抖动伴喉中痰鸣，无口吐白沫及遗尿等症。证属痰热内蕴，突受惊恐，复感外邪而致风痰内陷，上扰神明。治宜清热解毒，豁痰息风。处以银翘散加钩藤、蝉蜕、地龙、胆南星。方用 1 剂，抽搐即止，2 剂感冒症状全消。

总之，先生通过大量的临床实践提出"治疗感冒审六兼"的结论是非常深刻的。我们一定要深究其中的道理，不仅要将其灵活运用于临床，而且要将其发扬光大。

5. 咳嗽"辨辰"各有时

临床上我们在诊治咳嗽特别是慢性咳嗽时，常常会发现患儿是在一个特定的时间咳嗽，有的是早晨咳嗽，有的是五更咳嗽，有的是晚上咳嗽，有的是运动后咳嗽等。同样是咳嗽，为什么会有时辰差别？先生曾经说过"咳嗽辨辰应各有时"这句话，对临床确实有巨大的指导意义。

先生的学生肖世武曾经对 601 例咳嗽患儿的临床数据进行分析，作为研究生毕业课题。进行临床研究时，他发现小儿咳嗽以晨起、午前、午后、黄昏、夜半、五更这六个时段加重最为多见。而古代医家在谈及咳嗽时也多以这几个时辰论述。例如《幼幼集成》认为咳嗽以时而言有清晨、午前、午后、黄昏、五更之分。由此可见，对于咳嗽的时辰，古今认识大致是一样的。关于不同时辰咳嗽的病机，《证因脉治》言食积咳嗽每至五更发，《杂病源流犀烛·咳嗽哮喘源流》曰"黄昏咳，肾经阳衰阴弱，虚火上炎也"。然先生结合自己几十年的临床经验则认为，清晨咳甚者，多属肺热痰火，治宜清热涤痰；午前咳甚者，多属于胃火上熏，治之宜清胃肃肺；午后咳甚者，多属阴虚，宜养阴润肺；黄昏咳甚者，多属火热上浮，治宜清金降火；夜半咳甚，多属虚热阳火升动，宜滋阴潜阳；五更咳甚者，多属食积，治宜消食导滞。先生的观点和言论指导临床确实有效。下面结合先生本人及我们后辈治疗的一些咳嗽案例来阐释这一名言的先进性和正确性。

第一个医案是一 3 岁小男孩，2 个多月前感冒后咳嗽，输液及服西药 1 周后，白天已很少咳嗽，但五更天亮则咳嗽加重。服西药及中成药，皆疗效不佳，而且越咳越厉害。白天基本不怎么咳，就是黎明前咳嗽频繁，呈呛咳状，大人小孩都不得安眠。家长能听其咳有少量痰鸣声，但小孩不懂吐出，痰的性质和颜色无从知道。小孩面色稍萎黄，纳呆，大便味臭，质硬。舌质稍红，苔厚微黄腻，脉滑数。根据先生咳嗽时辰论，诊断为食积咳嗽。方以柴通汤合保和丸加减。开了 3 剂药，二诊时，家长说孩子在服药之后排泄出大便，咳嗽症状已经好转。

第二个医案是先生的徒孙，他患有慢性支气管炎，每年冬天的时候总会咳嗽几个月，每天咳嗽的时辰很固定，就是在下午 15：00—18：00，上午偶尔咳嗽两声，没有痰，咽部总感觉很痒，但是不爱喝水。舌红，苔很少，脉细数。他也是个中医生，就想自己治疗试试，先翻了书想找相关论述，结果发现先生曾经说过这样一句话"咳嗽辨辰应各有时，午后咳甚者，多属阴虚，宜养阴润肺"。看完之后，他就按先生的治则，根据自己的临床表现，给自己开了 5 剂麦门冬汤，服后咳嗽稍稍有减轻，但还是咳，他又给自己开了 6 剂，这次效果出来了，下午已经很少咳嗽了。

第三个病案是周耀庭先生治疗的一个医案。一患儿，6 岁多，咳嗽 1 月余，每逢黄昏时加重，呈呛咳状，早起亦咳但较经。无痰，无发热，胃纳尚可，二便调畅，舌红苔薄少，脉细。周先生以麻杏石甘汤加减，5 剂，每日 1 剂，二煎分服。5 天后随访，患儿服上方 3 剂后咳嗽明显减少，5 天后消失。先品味此医案，再结合先生所说的"黄昏咳甚者，多属火热上浮，治宜清金降火"，可见先生所言真是临床所得啊。

第四个医案是一个 4 岁的小姑娘，半个月前得感冒，预后遗晨咳证，令家长十分烦忧。患儿晨起后咳嗽频频，喉中有痰鸣声，咳吐黏痰，色白，舌红苔微黄，脉微数。以温胆汤加紫菀、前胡、炒莱菔子治疗，3 剂。患儿第二周来时家长说已经大有好转。此处用温胆汤正是因清晨咳甚者，多属肺热痰火，治宜清热涤痰。

第五个医案是刘弼臣老先生治疗的一个有趣医案。一个 10 岁小男孩，咳嗽近 2 周，家长说孩子近期中午吃饭前总是咳嗽，下午症状就减轻了，曾经服过泻白散，但效果不明显。刘老仔细辨证后发现，孩子口中有异味，口腔也多生溃疡，晚上睡眠也差，还总是感觉饥饿，而且常常便秘。望诊把脉后，发现小孩舌红苔黄腻，脉滑数，直接开了泻黄散加减，6 剂药后孩子咳嗽缓解。泻白散与泻黄散均是钱乙名方，就一字之差，但效果不同，这时再结合先生所说"午前咳甚者，多属于胃火上熏，治之亦清胃肃肺"，其道理就豁然开朗。

第六个医案是先生本人治疗的医案。一个 2 岁半的小男孩，咳嗽，每天晚上至半夜病情加重，四肢微凉，天明后吐出黏痰，病情稍有好转。抗生素、止咳平喘药都吃了，病情未见好转。其父母听闻先生大名，便选择中医治疗。先生详细询问病情后发现，患儿阵发性咳嗽，痰声漉漉，面色青黄，易出冷汗，行迟，舌淡苔滑腻，指纹淡红。先生用镇肝息风汤合二陈汤加减。抄方的学生很不理解，这个患儿明显脾肾阳虚呀，何以不补脾肾而从肝论治呢？先生说，夜半咳甚，多属虚热阳火升动，宜滋阴潜阳。果不其然，5 剂后患儿家长打电话告知已经痊愈。

以上六则医案均从临床上验证了先生"咳嗽辨辰应各有时"这一医理名言，

现在从子午流注及时辰的阴阳转换上进一步探讨。

　　清晨为寅、卯两时，此正是气血流注于肺、大肠二经之时，肺、大肠精气旺盛，宿痰藏于肺中，邪正相搏，况且晨起阳气生发旺盛，痰易于化火，痰邪自知不敌，欲随气动而逃，所以咳嗽就加重了，因而必须清热涤痰，痰祛肺可安也；夜半是厥阴主的时辰，一阳之气开始升发，自然之阳气可助人体之阳气引动体内伏痰，正邪剧争而咳嗽增剧；五更者，寅时也，肺气当令，然而小儿脾脏常虚，易于积食化热化火，火气流入肺，而此时肺气正旺，邪正两气交搏，肺失宣降，而发为咳嗽；子时和午时是人体阴阳转折的时辰，而在此二时前后若阴阳无法顺接就会得病，午时是阳气旺盛至极而阴气始升之时，阳气在这时也开始撤退，小儿在午、酉两时之间咳嗽加重，主要是长期咳嗽导致阴虚，因为阴虚，没有太多的阴气上升，接不上阳气，所以患儿就会咳嗽加重；午前是辰、巳两时之间，属阳中之阳，在这个时段主要有两个发病原因，一是阳邪更胜，二是阴虚，再结合子午流注的大致规律，此时期是脾胃气血正旺之时，而小儿为纯阳之体，易于积食化热化火，火为阳邪，所以阳邪更胜，阳升过快，阴降不及，阴阳顺接不畅，所以此时的治疗宜清胃肃肺；黄昏为酉时，肾主时令，这个时刻肾经气血应该旺盛，为生理状况，但若肾应旺却虚，则水不制火，心火旺盛，上浮于肺，肺失宣降就会咳嗽。

　　由此可见，无论从医案还是医理，皆可验证先生所言。因此临床上，我们在对咳嗽进行传统辨证的同时需要时刻牢记咳嗽"辨辰"应各有时，这对于有限的儿科诊法是一种很大的补充，但时辰辨咳之法亦有不完善的地方，需要我们后来医者进一步完善和发展。

6.肺炎发病"抓五环"

　　先生对小儿肺炎治疗有独到的见解，根据小儿生理、病理，结合临床肺炎的证候特点，提出小儿"肺炎发病抓五环"的医话名言。何谓五环？系指"因、化、理、果、候"五个环节，即注重肺炎发病的病因、转化、病理、产物及外候。把握住了这五环，治疗肺炎就能切中要害。该观点对小儿肺炎的防治具有非常实用的指导意义。

　　（1）辨肺炎发病之病因

　　中医儿科把临床上的小儿肺炎称作肺炎喘嗽，热、咳、痰、喘、扇为典型症状，就是它的外候。欲知其内在根本，首先要找出病因。先生认为，小儿肺炎的外因为时邪，内因是肺娇脾弱心火。时邪即六淫之邪和疫疠之邪，皆可为肺炎的病因，因此临床上有风寒、风热、湿热、暑热、疫毒等病因辨证，以及针对病因的不同方药。内因中的肺娇，就是指时邪容易犯肺，肺容不下外来之物，所以很快生病而发生肺气闭郁的病理病化。另一方面，小儿脾胃柔弱，易为乳食、生冷所伤，以致脾胃失于健运，酿生痰浊，上贮于肺，与肺中邪气交织，郁而化热，熏蒸于肺。再者，心火指心常有余，其火易生，上炎于肺，化热化火，使痰热搏结，阻塞气道，肺气闭郁，发为肺炎喘咳。

正如先生所说，小儿肺炎病因复杂，发病时不仅有六淫邪气致病之外因，还应考虑小儿内伤乳食、生冷，积而化热致邪热闭肺发病之内因。有这样一个病案可以分享：一个4岁女孩，发热、咳嗽7天，入夜喉头痰鸣，胸部X线片示支气管肺炎，抗生素治疗1周后未见明显好转，家长带患儿前来就诊。症见咳嗽多痰，纳食不振，夜寐不宁，腹胀便结，烦躁作呕，下午低热，舌红，苔薄白腻，脉滑数。先生以保和丸为基础方加紫苏子、葶苈子、杏仁、桑白皮治疗。3剂后患儿热除，便通，痰咳大减，纳食可。复诊时原方去桑白皮、紫苏子，加栀子、灯心草，继服3剂症全消。先生此案证明了患儿痰热闭肺，可因脾弱易伤，心火易热而病。临证时注意到这些内因，对肺火的治疗就更能得心应手。

（2）抓肺炎发病之病理及产物

先生说肺病未有不与痰相关者，痰邪闭肺是本病的一个重要环节。肺气闭塞是其病理，痰热瘀肺是其产物。肺为华盖，通调水道，为水之上源。肺失宣降，水液输布无权，则凝而为痰；外邪犯肺，肺被邪束，闭郁不宣，化热烁津，炼液成痰；小儿肺脏娇嫩，脾常不足，脾失健运，水湿不布，易蓄为痰饮；肺气娇嫩，宣发不及，津液蓄积成痰。在此生理基础上，肺炎患儿感受热邪，热炼津液，热阻气郁，更易化生痰涎，且热与痰结。正如《仁斋小儿方论·痰嗽》云："小儿受病，多生于热，热则生痰。"《寿世保元·痰喘》曰："痰者，风之苗。热生于心，痰生于火。火者，痰之根，静则伏于脾土，动则发于肺金。"又有火为热之渐之说，越有热则痰越盛，愈有痰而热愈不散。在肺炎极期或后期，痰的表现特别明显，可见咳嗽咯痰、痰色白或淡黄、量不多者为风热闭肺夹痰之轻症，喉间痰鸣痰壅、痰稠色黄量多、舌苔黄厚腻、脉象滑数等为病已入里，痰热闭肺之重症。

（3）寻肺炎环节之瘀阻

肺主气，朝百脉。气行则血行，气滞则血凝，凝而致瘀。肺炎患儿以热邪侵袭为多，阳气受郁，肺热气郁，机体未能及时祛除入侵之邪气而迅速入里化火，易伤津液，津灼血瘀，正如《金匮要略》所述："热之所过，血为之凝滞。"热邪内蕴，易炼血成瘀，瘀血内阻，津液输布不畅，津液凝聚，则痰热内生。痰瘀互结，相兼为患。正如《玉机微义》云："人之血气流行，无一息之间断，才有壅滞，津液凝积，郁而成热，痰遂生焉。"故先生依据多年的临床经验多从热痰瘀论治小儿肺炎。在治疗肺炎时，无论是肺热还是痰热，在方中加入牡丹皮、赤芍等凉血化瘀药，或桃仁、红花等活血化瘀药，肺炎的病程就会明显缩短。知常达变，恰当立法，可阻止病情发展，防止变证发生。

（4）注重肺炎病情之转化

肺炎多见于 3 岁以下婴幼儿。《颅囟经》提出"凡孩子三岁以下，呼为纯阳"。小儿纯阳之体，外感时邪或内伤积滞，易从阳化热、化火，即使外感风寒，也易入里化热。正如《黄帝素问宣明论方》中记载"大概小儿病者纯阳，热多冷少也"，叶天士《幼科要略》亦云"襁褓小儿，体属纯阳，所患热病最多"。

小儿肺脏娇嫩，不耐寒热，易感外邪，本病患儿外感风邪多见，风属阳邪，为六淫之首，百病之长，多兼夹热邪或寒邪为患，以风热致病为主，病初多有表证，结合小儿发病传变迅速的病理特点，若未及时正确治疗，则表证多短暂，很快入里化热。有这样一个病案可以说明这一点。一个半岁的男孩，3 天前吹了风，受了凉，晚上开始发热、咳嗽、流清涕，自行服用美林后热退，仍咳嗽，昨天开始高热，频咳气促，喉间痰鸣，纳呆，烦躁哭闹，大便 2 天未解。先生问了病史，看了舌苔指纹，开了苏葶麻杏石甘汤加建曲、炒麦芽、麦冬、南沙参四味药。先生说患儿由外感风寒表证入里化热，出现热咳痰喘，加养阴药以利痰，加消导药以护脾，从而以阴防燥化，以护防恶化，这些都均可阻止病情进一步发展。患儿服用 3 剂后病情得到控制。这个病案告诉我们小儿发病传变迅速的特点和治疗时防止传变的重要意义。又有小儿"阳常有余""心常有余""肝常有余"之说，小儿生理上心神怯弱、肝气未盛，病理上易感邪从火化而动风。肺主气而朝百脉，小儿肺脏娇嫩，或素体虚弱，感邪之后，病情进展，由肺而涉及其他脏腑，可出现心脉瘀阻、心阳虚衰之变证。故在肺炎的治疗中注重转化，防止传变，即重抓"化"这一环节，随证施治，对儿科肺病的治疗尤其重要。

（5）审肺炎发病之外候

典型的肺炎喘嗽以"热、咳、痰、喘、扇"为证候要点，在这些外候中尤以"喘"为主要，正如《小儿药证直诀·脉证治法》"肺主喘、实则闷乱喘促"之言。在喘之前常见有发热、咳嗽，在喘后多见痰和扇；"热"一是指发热，体温升高，二是指热证或有热象的一系列证候，并非一定有体温的升高；"咳"与"痰"在多种肺系疾病中都常常出现，非肺炎所独有；"鼻扇"多是在病情较重时出现的证候。先生说过："凡是咳嗽，都是有痰，无痰不作咳，不过痰有多少，清稀黏稠而已。"辨证时应注重咳、喘、痰三大症，分寒、热、虚、实四型。寒型，为病初起，寒邪闭肺，喘伴寒象，以华盖散加减开宣肺气；热型，肺炎常见型，为热邪闭肺，喘伴热象，以银翘散合麻杏石甘汤清热开肺；实型为火热闭肺，喘憋气迫，以苏葶麻杏石甘汤泻肺涤痰；虚型，体弱或久病患儿，肺气不足，以人参五味子汤益气养肺为要。

肺炎治疗时先辨别常异，再辨寒热虚实，后审症之变，随症灵活施治。以先生的医话作为指导，运用于临床治疗有很好的疗效。先生肺炎发病抓"因化理果候"五环的学术观点，值得我们熟练掌握并应用于临床。

7. 哮喘宿根"医三误"

当"雾霾"逐渐成为年度热词的时候，我们不难发现临床上哮喘的患者也越来越多。显然，环境污染是导致呼吸道疾病的重要原因，然而要形成哮喘，此因还不够，还有多方面的因素干扰，其中包括医生在治疗中的失误和处理不当。先生认为，哮喘发生必有宿根，而哮喘宿根"医三误"是一个重要原因，"医三误"是指：透邪不彻，过用酸收，禁忌不足。

哮喘作为一种发作性的痰鸣气喘疾病，哮指声响言，喘指气息言，哮必兼喘，故通称哮喘，亦简称哮证。"哮证大都感于幼稚之时"，为小儿时期的常见病。历代医家对小儿哮喘有着深刻的认知，并有着丰富的诊治经验，皆认为痰在哮喘的发病中起着重要作用。朱丹溪认为"哮喘专主于痰"。《证治汇补·哮病》载："哮即痰喘之久而常发者，因内有壅塞之气，外有非时之感，膈有胶固之痰，三者相合，闭拒气道，搏击有声，发为哮病。"《病因脉治·哮病》亦指出："哮病之因，痰饮留伏，结成窠臼，潜伏于内。""伏痰"为"宿根"，那宿根是从哪儿来的呢？先生在"宿根"的理论基础上，结合临床，认为哮喘"宿根"之"伏痰"，其来源从医生方面有三个渠道。

（1）透邪不彻

透邪是一种去因治疗，是让病情不再反复的一项重要措施。任何一种外感病证都有外来的因素，即都有邪气。邪气进入身体后或中表，或在卫，或在咽，或在喉，或在肺，治疗时都应把它彻底清除出体内。临床时我们所开的方，一是为了缓解消除症状，二是为了透邪外出。然第一方后往往感冒、发热、咳嗽等症状减轻或消除，但邪气不一定被全部排出身体。此时，若是医生没让患者再来开药调理，或是患者看症状缓解就不来复诊，就会导致邪气潜伏体内，留滞经脉，水液不行，结痰伏内。

曾经有这样一个医案，一12岁的男孩，哮喘发作半天，发作则病情很重，家属先带患儿到别院门诊诊治，医生劝其住院治疗，但是家属认为患儿处于小升初考试的复习期间，不想耽误学习，故慕名来先生处就诊。细问病史，患儿6年前就被诊断为"支气管哮喘"。每逢冬春季节发作，此次发作为前夜复习功课较晚着凉，并且已是该月的第2次发作。先生认为是外寒引动里饮、郁久化热之症，宜解表除饮、清热平喘，开出了小青龙汤加石膏、紫苏子的处方，并再三强调，服药后不喘不咳，也一定要再回来复诊。患儿家长很疑惑，并讲原先都是病证一消除即停止服药。先生讲，就是因为以前的感冒只看一次，邪气不透发完全，才会留下病根，这个根就是现在患儿哮喘反复的主因。一起病就出现喉中痰鸣，这痰都是身体内"库存"的，一旦有外感引发，即病哮喘。平时痰留于膈下，动时则上出于肺，搏击于气道，则痰鸣气促。故哮病的发作，大多为感受外邪，邪入肺经，肺失宣肃，肺气不利，引动伏痰，痰气交阻于气道，痰随气升，气因痰阻，相互搏击，气机升降不利所致。再者，患儿家长过于注重孩子的学习，对于病情的根治并不重视，此次发病距上次发病不久，可以推断上次发病时的治疗虽有效，但因为不重视调理，导致病邪的祛除并不彻底，邪伏于内，加重内伏之饮邪，是故本次病程虽短，感邪不盛，临床症状却重。先生再三强调复诊的意义。患儿服用3剂，病情好转，喘平咳止。在先生的劝说下，患儿的哮喘缓解后，坚持服用金水六君煎加减3个月。之后患儿家属介绍其他患者来门诊看病时说，患儿已有1年多未发病了。先生认为，只要辨证正确，医患配合，是可不留下哮喘“宿根”的，已经有了宿根，只要坚持透邪是可以治愈哮喘的。

（2）过用酸收

医生治疗感冒咳嗽过程中，追求速效，过用酸收之药，也是形成伏痰宿根之由。外邪未罢，本该透邪宣肺达表，即使是发生咳嗽、哮喘，治疗上也要忌惮酸收。《丹溪心法·哮喘十四》提到的“哮喘必用薄滋味”就是这个道理。临床上一些医生不注意这一点，往往在处方中加一些收敛之药，如白芍、五味子、白部、乌梅、罂粟壳等，所谓强加止咳作用。殊不知咳嗽不但没止住，反而留下了痰饮宿根，最后发展为哮喘。这样的病例屡见不鲜。

先生诊病经常会给我们讲处方，记得一个患儿本患风寒咳嗽，除咳嗽外伴有很多表证，别的医生开的是小青龙汤。表面上看来没错，但细细分析就会发现问题。外有风寒，内有里饮是小青龙汤适应证。该患儿的里饮从何而来？用了白芍、五味子就是在留邪，就是在贮痰，就是在形成宿根，这一点是特别应该注意的。再有，一个患者咳嗽剧烈是事实，医生开麻杏石甘汤也是对的，但医生却在处方中加罂粟壳 10g（20 世纪 80 年代后期各药店都有罂粟壳出售），咳嗽虽减轻，但留下了病根，最后发展为哮喘。另一个病案是关于百部的，在止嗽散中有此药，具有收敛止咳的作用，即使不去掉，也要少用。曾经看见一处方中百部的用量是 30g，这对小儿来说量太大了，会造成闭门留寇。还有一种情况就是二陈汤中的乌梅，一般不用，要用的话，一点即可。但仅限于以二陈汤为主方化痰时，如果是表证明显，乌梅一定不能用，用则导致停邪。

先生给我们讲的这些处方分析，真使我辈受益匪浅。在临床中我们了发现很多这样的案例，因此避免了错误用药，减少了哮喘的发生。

（3）禁忌不足

饮食禁忌是中医治病得效的一个重要方面，同时也是导致邪气不能外出，留滞经脉，产生痰饮的一个重要原因。沈金鳌在《幼科释谜》中指出“窃思之，大都幼稚多吃咸酸，渗透气脘，一遇风寒，便窒壅道路，气息喘促，故多发于冬秋”；而薛铠亦认为“有因食咸酸而痰滞者”，故有“盐哮”“醋哮”之说。

大凡急性病外感病，特别是发热、咳嗽、哮喘之类，吃中药时要禁忌，不吃中药也要禁忌，症状持续的时间才会短，病情才能快速好转。反之过食酸咸、鱼腥、鸡腻等，可导致疾病迁延不愈，症状此伏彼起，最终留下病根，发为哮喘。

这类案例比比皆是。有个孩子感冒、低热、咳嗽，家长在外面吃火锅，小孩也闹着要跟着吃，结果导致咳嗽不解，遗为久咳，后发哮喘。还有一小儿，反复咳嗽了 4 年，处以加味泻白散合葶苈丸，开药后反复告诫家长一定要忌口。但适逢正月，患儿不止一次吃了腊肉等物，结果咳嗽没止，反而变成了哮喘。家长当时还很不解，说患儿原先吃过腊肉不过敏，为什么这次就不能吃了。向其说明过敏是咳嗽的一种，闭肺闭道、邪无出路也是咳嗽加重、哮喘发作的原因，经反复解释，家长才好像明白了这个道理。《活幼心书·明本论》言"或饲以酸咸，气郁不利，致令生痰"，而常言道"柴、米、油、盐、酱、醋、茶"，足以看出咸酸在日常生活中的重要地位。所以先生认为，医生应该在治疗用药时应嘱咐患者注意酸咸等多种食物的禁忌，这是中医的特色，有助于疾病的康复，也能阻止如哮喘等很多疾病的发生。

"宿根"易成不易除，在哮喘的预防和治疗中，有环境因素、医生因素、自身因素等，医者也应从自身做起，多加防范。

8. 儿童顽热湿病多

先生对于小儿发热有一句医话，叫作"儿童顽热湿病多"。并且，先生以加减木贼宣痹汤的民间验方治疗小儿发热，多获良效。小儿高热占儿科急症的较大比重，先生擅治小儿高热，其常谓："小儿发热当于服药后 24 小时之内退热，超过 48 小时不退热则医生所开处方无效。"寥寥数语，客观又深刻地概括并指导了临床实际。此语出自严谨的先生之口，既反映了他治疗小儿高热时的自信，也是他积累相当数量临证经验后的感悟，更是他在教导后学时的勉励。

小儿是"纯阳"之体，阴津相对不足，体质偏热者甚多，故邪之所凑，易从热化，发热的机会也较成人多。正如王肯堂在《证治准绳》中云："小儿之病，惟热居多……凡病鲜有不发热者。"小儿发热的病因复杂，机制各异，总其大要，不外各种致病因素导致的营卫不谐、正邪相争、阴阳失调。成都地处西南、又为盆地，气候多温暖潮湿，湿热为多。蜀地饮食习惯偏辛辣，易生湿热，常内外相引而成为儿科疾病的多发致病因素。有据于此，先生提出了"儿童顽热湿病多"这一极富临床生命力和实践力的精辟论断。临证时，先生通过对《景岳全书》中的景岳木贼煎和《温病条辨》中的上焦宣痹汤两方进行合理化裁，而制成加减木贼宣痹汤，治疗湿热型儿童顽热，取得了良好的临床疗效，为其学术论见提供了鲜活的实践载体。

儿童湿热发热的典型证候为，高热患儿出现日晡发热，身热不扬，流涕咳嗽，头昏身重，胸痞不饥，渴不思饮，小便短少，唇舌色红，舌苔白或黄厚腻，脉象濡数等，以化浊宣痹，清热渗湿为法。方用加减木贼宣痹汤，方中枇杷叶、郁金、淡豆豉开宣上焦湿痹；半夏、青皮、槟榔辛温宣通中焦湿痹；通草、芦根、滑石渗湿于下，使湿祛热孤，射干、木贼、黄芩等清热之药才易于建功。记得一次先生的门诊，因就诊患儿众多，于是另开一间诊室，待先生写完处方名后，其弟子帮其将药味剂量充益以节约时间用于问诊思考。有一患儿高热，体温近 39.5℃，弟子心想此等高热非大剂石膏直入不除，但观先生处方，仅为加减木贼宣痹汤单加一味柴胡安事，非但没有石膏，清热之药也不占多。弟子当时思揣，会不会是患儿太多，先生一时疏忽而遗漏了？此为儿童急症高热，非一般小疾慢病，稍有迟疑，可致惊厥。想到此，遂匆忙手捧处方至先生诊病之处探问，待向先生说出心中疑虑后，先生淡露微笑，轻言一语，说："你当时不在，此患儿常于下午高热，精神不佳，苔腻又饮水不多，此为典型的湿热发热，加减木贼宣痹汤甚为对治，余加一味柴胡，是合方中黄芩，清透少阳，通利枢机；况石膏辛寒，增其味益其量反碍湿之不祛。"弟子遂心安，捧回处方，细心书完，交先生核对后发予患儿家长。一天后，患儿复诊，家长面露喜色，弟子见后心知高热已退，不免对当时多此一举甚觉羞愧，同时又一次领略了先生临证之精湛。察脉观舌，问诊思考之后，先生说："高热虽退，但余湿犹存，此时倘不乘勇追寇，必将留有后患。"遂在原定处方后又加麻黄、杏仁、蒲公英、重楼，并增减剂量以宣清余邪。

小儿顽热湿热型多发，与当前的医疗大环境不无关系，动辄输液，形成了能打针者将就输液，能吃药者将就打针的令人困惑不解的局面，此局面在一些医院的儿科甚至有愈演愈烈之势。一些患儿可能只是患普通感冒等发热疾病，一进医院却是输液加抗生素，一输就是 7 天。效果好的出院回家，效果不好的，高热反复最后只有转院，殊不知很多液体的主要成分为葡萄糖，在西医为能量剂，中医则称之为甘味之品。唐代的孙思邈在《备急千金要方》云："脾者土也，生育万物，回助四旁，善者不见，死则归之……四季运转，周而复始。"《内经》有云："过甘伤脾。"大剂量葡萄糖输入体内，显然有碍脾的运化转输，脾伤则湿停，加之小儿是"纯阳"之体，易从热化，湿热相聚，于是小小的感冒发热就容易转变为难退的高热顽热。这里有一则医案，患儿家长亦为医者，一天急匆匆来门诊，说："其儿发热已逾 7 天，输液打针，各种退烧药吃尽仍不能退热。其间还曾拿先生曾开处方自服，亦未能退热。"先生面露微笑说："中医是辨证施治，自服曾开处方无效是正常的，有效反而不好，因为这会给有些西医大夫落下'随便一剂中药就有效，肯定是安慰剂'的话柄。"师察脉观舌，问诊后说："你娃儿的高烧 2 剂药即退。"一向言语严谨的先生说出此话，定是有十足把握，成竹在胸。先生辨证为湿热发热，以加减木贼宣痹汤加柴胡、蒲公英治之。2 天后，家长带患儿复诊，果然服药后热退，但尚遗留些许咳嗽，先生又在前方基础上去柴胡，加麻黄、杏仁、重楼，进退 2 剂后，遂获全安。

先生提出的"儿童顽热湿病多"的论断及有效方剂加减木贼宣痹汤，被传承者熟练地掌握并造福于大众百姓，一定会不断发挥其临床效用，展示中医理论的强大生命力。

9. 咳嗽苔腻属肺痹

湿热咳嗽是成都乃至整个西南地区的辨证特色和诊断亮点，在先生主编的《中医儿科学》咳嗽肺炎等篇章，专列此证型，有着固定的理法方药。记得先生在 20 世纪 80 年代中期的一次查房中，讲到了湿热咳嗽主要的辨证要点就是舌苔黄腻，病在肺位，邪为湿热，病机为湿热郁肺，肺的气机升降受阻，肺朝百脉的经脉痹塞，故为痹类病证，由此吴鞠通《温病条辨》创立上焦篇的宣痹汤，而用"痹"即为此意。故"咳嗽苔腻属肺痹"成了先生的医话名言，长期指导着儿科临床的辨证用方，并选用宣痹汤、苇茎汤之类具有苦辛通降、轻宣肺痹的处方来治疗小儿湿热咳嗽，收到极好的疗效。

肺为娇脏，清肃为补。一旦遭外邪之袭，肺失去宣肃之能，不能把上归之津液输布于全身，反而凝聚为痰为湿。脾常不足，喜食生冷甜味或油腻之品，损伤脾胃，脾失健运，不能运化水湿，水湿郁而化热，或外来之热与湿相合，湿热交阻，上蒸于肺，肺失宣降，经脉不通，聚湿生痰，发为湿热咳嗽，而兼痰之病理后果。其症可见咳嗽痰多、咳声重浊、胸闷不饥、痰质黏稠，痰量不多，或咳则干呕，或鼻流浊涕，脘腹病痞胀，大便数日不解而不燥结，或大便溏而排出不爽，唇舌红，苔白腻或黄腻，脉象濡数等。此乃湿热痹阻肺气肺脉之故。正如叶天士所说："天气下降则清明，地气上升则晦塞，上焦不行，下脘不通，周身气机

皆阻。"（《临证指南医案·肺痹门》）

叶天士在《临证指南医案》里将肺痹专立一门，与咳嗽、痰、哮、喘等篇并列。首倡六淫成痹理论，将病因之风寒湿三气杂至扩展为六淫成痹，认为"肺为娇脏，不耐邪侵，凡六淫之气，一有所著，即能致病""共性恶寒恶热、恶燥恶湿，最畏火风，邪著则失其清肃之令，遂痹塞不通"。肺痹临证虽有咳嗽和喘的症状，但与咳嗽、喘证不同，《临证指南医案·咳嗽门》徐案指出："必是留邪干于肺系，故咳嗽不已，纳食起居如常，中下无病，但以搜逐上焦，勿令邪结，可望病已。"可见，《临证指南医案》咳嗽认为，病机在"邪干于肺系"，但未致"邪结"，临证无"中下之病"，此与"邪著则失其清肃之令，遂痹塞不通爽"之肺痹病机，及其临证有"中下"之病相异。回顾当代关于湿热证所致咳嗽的文献，如著名中医临床学家刘渡舟使用甘露消毒丹治疗湿热咳嗽取得很好的疗效，并认为"无论外感内伤，则随湿化热，一拍即合。湿热缠绵，如油裹面，难分难解，天长日久，则依三焦划线而为湿病……湿热作咳，若按风寒火热医治，非但不能见功，而且越治越重。本病痰多，或白或黄，胸膈满闷，肢体困倦，纳呆脘痞，兼小便黄，大便黏滞不爽，脉濡，舌黄腻或白腻"。李海霞等受刘渡舟教授治疗咳嗽以湿热立论观点的启发，以甘露消毒饮治疗咳嗽患者50例，其总有效率达96%。中医临床大家刘志明提出治疗某些咳嗽从湿热论，并提到用药需轻灵。邵长荣认为临床上某些缠绵难愈和反复发作的咳嗽，往往与湿邪致病有密切的关系，并提出湿热蕴肺型咳嗽的治疗应该清化上焦、香燥醒脾、清利下焦，从三焦分治。崔艳玲在临床上应用半夏泻心汤为主方加减治疗60例湿热型咳嗽，取得了94%的总有效率。刘翠云以《温病条辨》中的三仁汤为主方加减化裁治疗湿热型咳嗽取得了满意的疗效。文献中所运用的甘露消毒饮、三仁汤、千金苇茎汤等都具有清热化湿、行气通利等功效，与《临证指南医案·咳嗽门》中"但以搜逐上焦，勿令邪结"的外感咳嗽治则，及治内伤咳嗽从调护卫气着眼、不涉及治肺的法则，都有着很大的区别。故而湿热咳嗽属于肺痹的范畴。

叶天士在《幼科要略》中提出"治肺痹以轻开上"，并运用苇茎汤与葶苈大枣泻肺汤治疗小儿肺痹，唯取苇茎汤轻清宣痹，冀其痹祛而元气不伤。先生运用具有清热化湿、轻宣肺痹功效的宣痹汤、苇茎汤之类治疗小儿湿热咳嗽收到很好的疗效。湿热为病，热居湿中，湿处热内，湿热交蒸，如油裹面，难分难解，因此在临床治疗中不能简单依靠"疗热者以寒之""治湿者以燥之"而单纯采用清热或燥湿的方法，《温病条辨》曰"徒清热则湿不退，徒祛湿则热愈炽"，故需清热化湿并举；湿邪阻遏上焦，肺痹不开，故治宜清宣肺痹，因肺主气，气化则湿化，肺痹开则肺通调水道的功能则恢复正常，再应用淡渗利湿的方法使湿热之邪从小便而祛，湿热分消，肺痹得开则咳嗽自止。在处方用药上一定要做到"清、宣、透、利"。

下面介绍一则遵照先生医话治疗的典型病例。刘某，女，6岁，2004年6月27日就诊于我院门诊。反复咳嗽3个月余，时轻时重，最初查血常规白细胞略高，分类正常；X线片示肺纹理增重；肺炎支原体DNA（－）。曾先后静脉点滴头孢曲松钠、阿奇霉素、克林霉素、利巴韦林、双黄连注射液、鱼腥草注射液及炎琥宁注射液、口服琥乙红霉素、罗红霉素、严迪、抗病毒冲剂、棕色合剂及中药汤剂（具体不详）。初治2周后咳嗽减轻，其后断续咳嗽，咳嗽轻重程度无明显变化。现咽部无充血，双肺听诊呼吸音粗糙，未闻及干湿啰音，查血常规、X线、肺炎支原体均无异常，舌质红，舌苔黄腻略厚，脉滑略数。诊断：咳嗽。辨证：湿热肺痹。治法：清热利湿，宣肺通痹。方用上焦宣痹汤合千金苇茎汤加减：苇茎9g，冬瓜子9g，薏苡仁6g，杏仁6g，滑石15g，蜜枇杷叶10g，郁金10g，通草6g，射干10g，前胡10g，瓜蒌皮10g，陈皮10g。4剂水煎频服，嘱其停用其他药物。服药后咳嗽大减，舌质略红，舌苔薄黄，脉滑。用药4剂，病祛大半。二诊时前方去冬瓜子、薏苡仁、滑石，加知母10g，桃仁6g，槟榔10g。再服4剂，舌脉正常，疾病告愈。

10. 磨牙眨眼"皆属风"

"磨牙眨眼皆属风"是先生的一句医话，更是先生多年临床得出的宝贵经验。"磨牙"是症状，不是病；"眨眼"既是症状，也是病，是一种病的临床表现。这些证候在中医有诸多说法，先生根据自己的经验把它看作风证，现分述于下。

磨牙，是指夜间睡着后，上下牙床之间摩擦而发出声音，好像咀嚼萝卜之声，小儿尤其多见。一者导致小儿牙齿的发育不良，二者影响家人的睡眠，三者给家长带来一些担心和恐惧。所以家长带孩子看病时，常常要讲孩子磨牙的事，有时甚至专门带孩子看此病。每个医生看到此症状时都有不同的认识，有的说是胃热，有的讲是心火，有的认为有虫，都有道理。先生从风论治，认为大凡

"动"的这类病证，皆与风相关。因为"风主动，善行而数变"，"风吹草动"在人体一样，一旦风吹，必然动眼动鼻动牙等。先生在诊治时除考虑风邪作祟外，也考虑脾胃有伏火或伏热，在处方时既有清脾胃伏火的药，也有祛风的药。钱乙创立的儿科名方"泻黄散"对此病有着特别的疗效，既清除了胃热，又疏散了风邪，使磨牙很快缓解。有一个案例可以分享：一个家长本是带孩子看肺炎，听旁边另一位家长讲她的孩子磨牙，上次开了药后当晚就不磨了。于是这位家长说她的孩子也磨牙，已经很久了，而且很严重。先生让她等这次肺炎好后再来调治。1周后家长带孩子就诊，诉每晚1：00左右定时磨牙，声音很大，隔壁房间也能听到。家长一定要等近1小时，孩子停止磨牙后方能入睡。问其病程已有一年半，查舌质红，苔黄微腻，脉弦，遂以泻黄散合升降散加藁本、蔓荆子、蝉蜕，处方4剂。1周后家长再带孩子就诊，说是磨牙已好了大半，这几晚只磨10分钟，昨晚还没磨。所以再来吃几剂药。刻诊：大便不成形，稍有口臭，舌红苔白黄，脉弦。辨证考虑为胃热尚存，风邪入肠。先生选用泻黄散加地榆、槐花、川木通、车前子、当归、升麻，投药4剂，谓如果2剂后不磨牙，把剩余2剂吃完则不必再来看病。3个月后孩子因咳嗽就诊，诉自服药后磨牙消失。

眨眼，是抽动症的一个主症，现在临床特别多见，来看门诊的患儿不计其数，有的甚至到眼科就诊，经一段时间后方知为儿科疾病。本病全名为"多发性抽搐症"，又称"抽动秽语综合征"，是一种以慢性、波动性、多发性运动性抽动，伴有不自主发声为特征的遗传神经性精神性疾病，发病年龄为1～21岁，平均发病年龄为6～7岁，多数起病于10岁以前。其临床症状复杂多变，主要包括运动性抽动、发声性抽动，以及伴随的心理行为症状。通常以眼部、面部和头部的抽动为首发症状，如眨眼、歪嘴动作或摇头等，尔后逐步向颈、肩、肢体或躯干发展，可从简单运动发展为复杂运动性抽动，所有的患儿最终都会出现发声性抽动，往往病程比较长，病情容易波动，时好时坏，有周期性缓解和复发的倾向。中医对此病的认识，《小儿药证直诀·肝有风甚》曰："凡病或新或久，皆引肝风，风动而上于头目，目属肝，肝风入于目，上下左右如风吹，不轻不重，儿不能任，故目连扎也。"《审视瑶函》描述："目劄者，肝有风也。风入于目，上下左右如风吹，不轻不重而不能任，故目连劄也。"由此可见，古人多从肝风论治此病。先生吸先贤之精髓，立"皆属于风"之病机学说。下面分享两个按先生观点治疗的案例。

肖某，男，9 岁，2012 年 7 月就诊。家长诉患儿平素脾气烦躁，易激惹。近半年来发现患儿开始出现挤眉、眨眼，频次逐渐增多，最近又出现做作业时注意力不集中、频繁甩手，作业经常延时完成，予以训话制止其动作，未能奏效。现四诊合参得：患儿情绪烦躁，频繁挤眉、眨眼、甩手，每分钟 4～5 次，喜引冷水，平素胃纳不佳，眠少，大便干结，舌质红，苔黄微腻，脉实数。辨证为肝经郁热生风，治应清肝泄热息风，方用泻青丸加减，用药如下：当归 10g，龙胆 10g，川芎 10g，栀子 15g，柴胡 10g，白芍 8g，川大黄 8g（后下），羌活 10g，防风 10g，野菊花 10g，刺蒺藜 10g，蝉蜕 10g，僵蚕 10g，生甘草 6g。7 剂，水煎服，每日 1 剂。1 周后复诊：患儿母亲诉患儿情绪较前缓和，挤眉、眨眼、甩手频次明显减少，每分钟约 1 次，纳仍较差，大便每日 1 次，质软，舌红苔腻，脉滑实。继续清肝泄热息风，兼以健脾化湿，因考虑龙胆味过苦，故在原方基础上去龙胆、大黄、羌活，加藿香、木香。7 剂，照前服用。嘱患儿忌辛辣刺激饮食，患儿家长不要轻易责骂小儿，助其情志恢复平和。后根据患者出现的症状，以祛风为总则，随症加减，前后共就诊 8 次，服药 3 个多月，患儿病情痊愈，随访至今，未再发作。

李某，男，10 岁，2011 年 12 月初诊。患儿家长诉患儿平素身体可，体质较好。近 2 个月出现了眨眼、清嗓、咳嗽，某医院诊断"急性支气管炎"还予输液治疗，症状不解。来我儿科中医门诊求治。症见眨眼、清嗓，发出"吭吭"声，并常吐唾沫，舌微红苔薄白，脉弦。辨证为"风邪郁喉"，方用消风散合银翘马勃散，4 剂药服用 1 周。1 周后复诊，症状缓解一半，仍有眨眼与喉痒，并诉多汗，手足指易动，舌红苔少，脉细数。辨证为肝风内动，兼夹燥热，投以镇肝息风汤合清燥救肺汤，家属谓患儿上学来看病不易，故处方 14 剂，用程 1 个月。1 个月后复诊，基本痊愈。

以上两案虽病情不一，证候有异，但辨治时总不离风，是先生医话所引，后辈按图索骥而已。

11. 葡萄形状名紫葡萄病

先生每遇皮肤出现葡萄样斑块时，均特别重视，总与儿科血液血管相关性疾病相联系，按形象比拟法最终形成"紫葡萄病"的疾病诊断名称。

　　先生所命名的"紫葡萄病"即西医的紫癜，中国古代文献对此病有一些相关的描述。本病属"血证"范畴，中医古籍中所记载的"葡萄疫""肌衄""斑毒""血疳"等病证，与本病有相似之处。本病历来多用"葡萄疫"一名，《外科正宗》卷四上说"葡萄疫多生小儿，感受四时不正之气，郁于皮肤不散，结成小大青紫斑点，色若葡萄，发在遍体头面乃为腑症，自无表里，邪毒传胃，牙根出血，久则虚人，斑渐方退"。葡萄疫和紫癜描述相似，现今的皮肤科和儿科教材中，也把葡萄疫作为紫癜的中医病名，但先生觉得葡萄疫一名并不准确。

　　首先葡萄疫非"疫"。紫癜大概分为两种类型，一是过敏性紫癜，一是血小板减少性紫癜（ITP），但不管是哪一种都是没有传染性的。《说文解字》中写"疫，民皆疾也"；《字林》描述"疫，病流行也"。紫癜多呈散发，没有流行趋势，由此便知，用葡萄疫作为紫癜的中医病名显然并不合适。而之所以用紫葡萄病这一病名，前面也说过，这是先生联系儿科其他相似血液血管性疾病而得出，是为了让我们更容易更准确地做出诊断。

　　先生提出了紫葡萄病的诊断，可以提示临床进一步去诊断下面这些相关的疾病，以免误诊，也是一种以中医证候启发西医诊断的思维和程序。

　　紫癜好发于 3～10 岁儿童，多发于下四肢伸侧及臀部，尤以小腿伸侧较多，当然也可发生于全身，皮肤、黏膜反复出现青紫色瘀点瘀斑，小者如针尖样，大者则成瘀斑或血肿，亦可融合成片。皮疹颜色初起淡红或鲜红，压之不褪色，数日后转成淡紫淡青而逐渐消退。急性起病时，常伴有鼻衄、齿衄、便血、尿血或呕吐、腹痛、关节肿痛等症状。与之相似需要鉴别的疾病有维生素 C 缺乏病（青腿牙疳）、血友病、结节性动脉周围炎（脉痹）、变应性皮肤血管炎、特异性皮炎（四弯风）、药物性皮炎（中药毒）等。

　　特发性血小板减少性紫癜中的急性型是儿科常见的一种出血性疾病，病因和机制尚未完全清楚，不过现代大多认为与免疫有关，除皮肤可出现葡萄状的紫癜紫斑、黏膜出血外，血小板减少及寿命缩短是其特征。维生素 C 缺乏病，又称坏血病，是由于人体缺乏维生素 C 所引起的疾病，维生素 C 缺乏使胶原蛋白不能正常合成，导致细胞联结障碍，毛细血管的脆性增加，从而引起皮肤、黏膜下出血。血友病为一组由遗传性凝血功能障碍引起的出血性疾病，有家族遗传史，其特征是活性凝血活酶生成障碍，凝血时间延长，终身具有轻微创伤后出血倾向。

血小板减少性紫癜、维生素 C 缺乏病及血友病都是儿科常见的出血性疾病，而只有血小板减少性紫癜被命名为紫葡萄病是有原因的，因为急性血小板减少性紫癜患者不管年龄和个体差异，都出现瘀点或者瘀斑，虽然形状稍有不同但大多类似，所以西医也以它的皮肤症状命名为紫癜。而维生素 C 缺乏病和血友病的出血不同，维生素 C 缺乏病可因皮肤轻微碰伤即出现瘀斑，这瘀斑的形状因碰伤的部位、大小不同而没有规律性。而血友病由于凝血障碍可出现轻微外伤或手术即有严重出血、流血不止的症状，也可有皮下出血，但不是主要症状。所以，紫癜因其皮肤症状的特异性而被命名为紫葡萄病确实无可厚非。

结节性动脉周围炎、变应性皮肤血管炎等血管性疾病在儿科其实并不多见，但与紫癜也具有相似性。结节性动脉周围炎以多形性皮损、主要沿小动脉分布的结节、肾损伤为主的内脏病变，常伴有发热、多汗和关节疼痛为临床特征。皮损为多形性，可有红斑、水疱、风团及紫癜，但主要以结节多见。变应性皮肤血管炎是一种病因不明的主要引起皮肤小血管，特别是毛细血管后微静脉坏死的血管炎，临床表现为丘疹、可触及的紫癜、荨麻疹、溃疡等，多发于下肢，患者自觉疼痛或瘙痒，可伴有发热、乏力、关节痛等全身症状。这两种疾病虽然也可出现紫癜、紫斑，但皮疹形态多样，显然不能以紫癜作为其特有症状，而紫癜也不是其主要症状。另外，常见的血管性疾病，比如各种动脉炎和静脉炎，他们往往有一个共同特征：皮损沿血管分布，这点很好鉴别。由此，对于皮肤出现瘀点、瘀斑等与紫葡萄病相类似的疾病，皮损的分布、形状及其他伴随症状都要一一注意。

之所以还要列出特异性皮炎、药物性皮炎这两种变态反应性皮肤病，是为了和过敏性紫癜相区别。它们有着相似的病因，都可由某些药物、食物、空气等变应原引起。变态反应性皮肤病大多皮疹形态多样，红斑、丘疹、水疱等都可见到，有时若伴有温热病，甚至可以见到紫斑，但和紫葡萄病单一的皮肤紫癜还是有着明显的差异，若临床诊断全面细心，不难确诊。

附则医案：患儿，女，4岁，无明显诱因出现全身皮肤瘀点、瘀斑3天余，下肢和臀部较多，压之不褪色，微痒，时有腹痛，咽痛，纳可，大便干，舌质暗红，苔黄厚，脉浮数。查血小板 39×10^9/L。这是患儿初次就诊，先生看后问明无遗传病，无其他症状，确诊为紫葡萄病，证属风热伤络，治宜疏风清热、凉血止血。方用银翘散和犀角地黄汤加减服药 2 周。二诊时药后瘀点、瘀斑明显减少，且新发较少，无腹痛，无咽痛，自觉低热汗多，大便干，舌微红，少苔，脉细数，血小板 $118×10^9$/L，方用知柏地黄丸加赤芍、桃仁、红花等。几周后患儿瘀点、瘀斑基本消退，血小板 $176×10^9$/L。

从血液性疾病到血管性疾病，再到变态反应性疾病，即使相似，紫葡萄病却有其唯一性和特殊性。它以皮损形状特点命名，而皮损也是本病最重要的特征。联系以上多种疾病来看，全身若只见葡萄形状的斑块，无其他特殊皮疹且没有明显的原因（比如多处碰伤等），我们可以自信地诊断为紫葡萄病，正是先生所说"葡萄形状的斑块名为紫葡萄病"。

12. 受本难知，因发知受

先生涉猎广泛，出口言辞常旁征博引，恰如其分。在阐述儿科疾病发生、发展过程时，常喜援引钱天来在《伤寒溯源集》中的"外邪感人，受本难知，因发知受，发则可辨"。在坦承儿科疾病四诊资料收集较成人不易之外，也在告知后学，万病"有形内必诸之于外"，要学会见微知著之法，正如《内经》所云"夫候之所始，道之所生，不可不通也"。

"受本难知，因发知受"，这里的"受"是指患者患病过程中的各种致病因素，这里的"发"就是患者在患病过程中的全身性反应。这句话的意思即是根据疾病外在表象探究其内在本质，从而找出发病因素、确定疾病状态，进行合理医治取得良好疗效，正如张仲景在《伤寒论》中所云"观其脉证，知犯何逆，随证治之"。中医就是根据"病的人"出现的不同反应而进行辨证施治的，相对于西医治"人的病"来说，中医讲求的是整体观，即整体上的观"发"与整体上的探"受"。

有些疾病在发生、发展的过程中常有典型的证侯表现与固定的病理机转，对于这些疾病，先生喜从全局来把握该病"发"与"受"的关系。当该病的诊断一旦成立，即能高屋建瓴，提前预知发展变化过程中的主要病理机转，对其进行合理而有效的防治。例如，先生认为不论内因或外因所致之哮喘，其病机都是气机升降出纳失常，使肺气失宣、失降、失纳所致。而其发作之时，莫不有痰，然哮喘之痰，不是原因，而是结果，亦即张景岳所谓哮喘之宿根。宿根结成之因不出内外两端。外因或由邪失表散，风痰不化日久结成；或由表邪未罢，过食酸咸结成；或由失足落水或沐浴不慎，饭乳呛肺，水蓄于肺，结成顽痰。内因当责肺、脾、肾三脏不足，则顽痰得以盘踞而成宿根，一遇诱因，哮喘即发。故治疗哮喘，不仅要针对顽痰宿根，更要针对结成宿根之内外因及发作诱因和主要病机选方遣药，则标本得宜，进退有度。举一案例可明之：一个反复咳嗽 2 年的 4 岁男孩，此次因外感诱发病证，有咳喘证，也有鼻塞、清涕、喷嚏等表证，舌淡苔白滑，脉弦滑。辨证为寒哮，治以温化痰饮，散寒平喘，选小青龙汤加荆防。二诊咳嗽、哮喘减，外感表证除，自然进行祛痰治疗，处以六安煎合三子养亲汤。三诊时痰减，予以扶正给予六君合金水六君健中而断其痰。四诊时继续扶正，投以金匮肾气丸合八仙长寿丸而固其元。治疗月余，哮喘 3 年未发。

　　有些疾病的证候较简单，但影响的因素众多，若不细心全面、锱铢必较地观察其"发"，则不能精准无误地探知其"受"。咳嗽是儿科最常见的一个症状，不是一个独立的疾病，无论是外因或内因所致，许多急性病和慢性病都有咳嗽的症状出现。咳嗽一证，病情复杂，"受本难知"，治法多变，小儿尤甚，正如《内经》所云"五脏六腑皆令人咳，非独肺也"。如辨证不清，遣方用药不当，则收效甚微，用药稍误反遗后患。且肺为娇脏，攻击之剂太过则不能任受；肺合皮毛，外邪易伤，外感咳嗽如不解表，则表邪不散，咳嗽则不止；如发散太过，又有损肺虚卫之变。表邪未解，不得妄补，妄补则有邪气留连之虞。病在表者不得妄施酸涩收敛之剂，如沈金鳌在《杂病源流犀烛》中说"自表入里者病在阳，若用寒凉收敛，必连绵不解，变生他症"，喻嘉言在《医门法律》中早有"邪盛咳频，断不可用劫涩药"之戒。因此，治疗小儿咳嗽，必须辨证准确，审证求因，"因发知受"。如不审其致咳之由，一味蛮用镇静止咳，那是徒劳罔效的。咳为气逆，嗽为痰动，有声无痰者，责之于肺，治以肺为主，用药宜润；有痰无声者，责之于脾，主治在脾，用药宜燥；有声有痰者，肺气初伤，继动脾湿，肺脾同治，用药宜润而兼燥。以日时而言，昼轻夜重，是一般咳嗽的规律，而在一日之中，又有时轻时重之分。如清晨咳甚者，多属肺热痰火，治宜清肺涤痰；午前咳甚者，多属胃火上熏，治宜清胃肃肺；午后咳甚者，多属阴虚，治宜养阴润肺；黄昏咳甚者，多属火热上浮于肺，治宜清金降火；夜半咳甚者，多属虚热阳火升动，宜滋阴潜阳；五更咳甚者，多属食积之火滞于三焦，上干于肺，治宜消食导滞。以痰辨之，泡沫痰者，多属风寒，治宜解表散寒；黄稠痰者多属肺火，治宜清金化痰；脓稠痰者多属肺热，治宜清热涤痰；胶固痰者多属肺燥，治宜润肺祛痰；浊痰如涕者多属脾湿，治宜健脾燥湿；青白绿痰者多属胃冷有停饮，治宜温胃健脾；痰涎并乳食者多有宿食，治宜消积导痰。以喉痒而言，热咳喉痒者，是火热之气上冲之故；伤风咳嗽喉痒者，是寒凝上焦，咽喉不利所作；阴虚咳嗽喉痒者，是津血内虚，燥气上乘而然。此就一般而论，临证不必拘泥于上述各种识证方法，仍应本着辨证施治，审证求因的原则，尚需顾及"其受本难知，因发方知受"的临床实际，祛其致咳之因，则咳嗽自止。

"受本难知，因发知受"，辞藻虽简练，却是久经临床之人的切实体会。正如王安道在《医经溯洄集》中云："夫风暑寒湿者，天地之四气也，其伤于人，人岂能于未发病之前，预知其客于何经络、何脏腑、何部分而成何病乎？及其既发病，然后可以诊候，始知其客于某经络、某脏腑、某部分，成某病耳。"这同样也是在告诫后学，在躬耕临床时要脚踏实地，立法处方要有根有据，有的放矢，处处要在"发"上着眼以求得"受"，切忌未得其"发"而猜测其"受"！

13. 小儿脱肛肺阴虚

"小儿脱肛肺阴虚"是先生治疗脱肛的临床经验。小儿脱肛同小儿疝气一样，是儿科疾病的一个症状，在某些疾病中经常反复出现。因其症状独特，也可以把它看作是一个病证，虽然《中医儿科学》教材上未把它作为疾病论述，但在临床上也可由多种原因导致，并可进行相关的辨证施治。在一次查房中，一个久泻的患儿每次泻后都有脱肛发生，前面医生的几次开方考虑的是脾失健运、中气下陷、清阳不升等，用方有参苓白术散、七味白术散、补中益气汤，不但腹泻未止，脱肛更没有好转。先生问询病史知患儿腹泻已1个月有余，每天泻的次数不多，每次解便时间长，而且很困难，泻后约1/3时间会发生脱肛。查看患儿，舌淡红，苔薄白略少津。辨证为肺阴虚，以沙参麦冬汤合人参五味子汤治疗，开药3剂，患儿服下2剂后腹泻即止，脱肛当然就未发生。先生第二次查房时仍辨阴虚，用人参乌梅汤加减善后，同时给大家总结了这个医案。小儿脱肛，传统理论普遍责之为中气下陷、阳气不举，但在临床只有部分患儿符合，用补中益气类方有效。更多的小儿是由于津液不足，排便困难而发生。病变虽在大肠，源头却在肺。学生疑惑此患儿不是因腹泻时间长了才发生的吗？怎么跑到肺去了呢？先生讲，腹泻是病之源没错，中医讲泻伤阴，治疗应该补阴，治疗大肠阴虚的办法是从高处补阴，这是水往低处流之理。如果选用增液汤类直接润肠效果不一定好，此案就说明了这一点。当然，脱肛不一定都是久泻引起的，很多时候还可因不同病因转变演化成为肺阴虚，进而导致脱肛。小儿感受外邪，化热伤津导致的肺热阴虚，另久病咳嗽、哮喘属热证者也常伤及肺阴，还有小儿素为阴虚肺热之体，皆为小儿脱肛之由。肺为水之上源，且与大肠相表里，可导致大肠津伤失润，大便难下，临厕努挣以致肛脱不收；且大肠为魄门，糟粕所出，与气机升降戚戚相关，如肺脏受邪，宣降失司，则大肠传化之功受到影响，亦可致脱肛。治以清肺养阴，譬如高处注水则水流低处，肺阴得养，则大肠得润；且肺阴得养，能复宣降之职，大肠气机得以顺畅，可免临厕努挣，肛脱不收。此法用于临床往往收到满意疗效。

通过对先生医案的解读更加理解了"小儿脱肛肺阴虚"的临床意义，临床中常用此指导治疗脱肛，都收到了较好的效果。有这样一个医案分享给大家：一个2岁半的男孩，咳嗽3个月，被诊断为咳嗽变异性哮喘，求治于多家医院和用多种西药皆不能减轻咳嗽，近2周开始出现脱肛，实在无法治疗时才想到了中医。查看患儿，症见咳嗽，呈阵发性串咳，以临睡和起床时为甚，偶咳出黄色黏痰，量不多，晚上咳嗽时易发生脱肛，开始时咳嗽10分钟后脱肛，现在咳3分钟就脱，脱肛可持续30~60分钟，疼痛难受哭闹，大便略干，小便正常，舌质红少津，苔黄微腻，脉数。辨证为湿郁肺肠。治以清热化湿，宣肺利肠。选用上焦宣痹汤合千金苇茎汤，用药4剂咳嗽稍减，而脱肛仍存。再辨，其证候与舌脉无大变，霍然想起先生说过的"小儿脱肛肺阴虚"，细看患儿舌质也确实有缺少津液之显（上诊也有，只是注重舌苔而忽视了舌质之津），于是辨为肺阴虚，处方以注水汤合宣痹汤（注水汤为自创之方，主要以沙参麦冬汤合养阴清肺汤加减而成）。方药4剂，咳嗽未解，但脱肛消失。再以清燥救肺汤合千金苇茎汤增损出入，处方3剂，咳嗽也开始减轻，脱肛也未再发。最后以百合固金汤加柴胡温胆汤善后，咳嗽脱肛全部告愈。

三、常用独特方剂

正安先生临证近60年，潜心临床，研究儿科"热、咳、喘、泻"四大病证，始终强调治愈疾病的关键是辨证施治，以"医咳不止咳，治泻不止泻，治喘明病期，祛因治高热，诸病皆护胃，辨证效自捷"为临床指南，取得了令人惊叹不已的临床疗效。方之独特，不唯立法独特，更要施用独特。先生勤于临床，开卷广泛，善用名方，各家传方于临证多有采撷，江山半壁不为言过，然其过人之处在于辨证精审，据证立法，攥法索方。现按先生擅治病证分类将其临床常用方剂择录于下，料未集全，但方之门类，法之有别，思之所从，先生遣方风格蔚然有映，希望对读者有所启迪。

1. 儿童咳嗽

（1）风寒咳嗽——温散四方

加味杏苏散

组成：杏仁、紫苏叶、姜半夏、陈皮、茯苓、前胡、桔梗、枳壳、厚朴、甘草、生姜、大枣。

治疗方法：辛温发表，宣肺散寒。

制方心悟：加味杏苏散是由杏苏散加生姜、厚朴而成。原方发表宣化，表里同治，外可轻宣发表而解凉燥，内可理肺化痰而止咳嗽，表解痰消，肺气调和，则诸症自除。先生认为小儿脏腑娇弱，风寒外邪不仅易于伤表，还常使胃肠凉滞，故加生姜增温表之力，厚朴建温通肠腑之功。

遣方要点：常见咳嗽痰稀，日夜无度，或吐风泡沫痰，鼻塞喷嚏，或见发热，恶寒无汗，鼻流清涕，或头身疼痛，或见便溏，小便清长，唇舌淡红，舌苔白薄，脉象浮紧，指纹青红等。

加减：年幼稚阴，痰稠不利，舌苔略粗，有化热之势者，去生姜，易陈皮为化橘红，以法半夏易姜半夏，少佐麦冬以润燥；如咳嗽剧烈，燥扰不安者，可少加紫菀、款冬花以镇咳。

剪梅九宝汤（九宝汤去乌梅）

组成：薄荷、贝母、橘红、甘草、紫苏、杏仁、槟榔、麻黄、半夏、桑叶、官桂、生姜。

治疗方法：宣肺散寒，肃肺降逆。

制方心悟：九宝汤出自《普济方》，此方去乌梅，充分体现了先生治疗咳嗽时一贯坚守不用收涩之品的诊治思路。医咳不止咳、不涩咳是先生治疗咳嗽时非常独特的立法用药心悟。

遣方要点：多为感寒之后，为油腻鸡鱼食物所误，见气逆不顺，气粗气紧者。

加减：年幼体弱，不任姜桂者，可去之。

化裁杏苏饮

组成：紫苏叶、枳壳、厚朴、桔梗、葛根、前胡、陈皮、姜半夏、杏仁、茯苓、炙甘草。

治疗方法：解表散寒，降逆止咳。

制方心悟：杏苏饮出自《医宗金鉴》，原方用于风寒客肺而咳，喷嚏频频，鼻流清水。先生重视小儿胃肠生理特点对疾病的影响，风寒易使表里不透，胃肠失运，故加厚朴以消此障，厚朴是先生在处理此类问题时的喜用之药。

遣方要点：寒邪未尽，痰稠不利，津少苔黄，寒热错杂者。

加减：如有食欲减退，胸痞腹胀，夜卧不安者，必有乳食停滞，当少佐消食药，如神曲、山楂之类。

新制止嗽散

组成：荆芥、百部、紫菀、陈皮、甘草、桔梗、白前、枳壳、厚朴。

治疗方法：宣肺止咳，疏利胃肠。

制方心悟：先生认为肺胃关系密切，在小儿更为显著，若肺壅则常常胃滞，故以原方加枳壳、厚朴，解决了原方的先天不足。

遣方要点：舌质正红，寒邪不甚，或似寒非寒，似热非热者，此是咳嗽平证。

（2）风热咳嗽——凉散三方

蒌麦桑菊饮

组成：桑叶、菊花、杏仁、连翘、薄荷、桔梗、甘草、芦根、瓜蒌皮、麦冬。

治疗方法：辛凉解表，宣肺利痰。

制方心悟：先生认为小儿为纯阳之体，疾病状态下易化热伤津，故在桑菊饮中加瓜蒌皮、麦冬，以增强清热养阴之力。

遣方要点：常见咳嗽痰稠，鼻流浊涕，头昏有汗，或见发热，面赤口渴，唇红舌红，舌苔白薄，脉象浮数，指纹浮紫等。

加减：大便干燥者重用芦根，大便稀溏者减去芦根；舌苔黄而肺热甚者加黄芩。

麻八味汤

组成：麻黄、杏仁、石膏、薄荷、瓜蒌皮、前胡、牛蒡子、甘草。

治疗方法：清肺泄热，降逆止咳。

制方心悟：麻黄杏仁甘草石膏汤出自《伤寒论》，薄荷、牛蒡子合麻黄、石膏配伍以利宣，瓜蒌皮、前胡合杏仁、石膏配伍以利降，成为加强版麻黄杏仁甘草石膏汤。

遣方要点：气粗而咳，肺胃热甚者。

加减：如见咽喉红且干燥者，加入玄麦甘桔汤。

双翘合剂

组成：薄荷、连翘、生甘草、黑栀子皮、桔梗、绿豆皮、牛蒡子、金银花、射干、马勃。

治疗方法：清热解毒，利咽止咳。

制方心悟：双翘合剂由翘荷汤与银翘与勃散合方而成。翘荷汤主治燥气化火，清窍不利，耳鸣目赤，龈胀咽痛；银翘马勃散主治湿温喉阻咽痛。两方均是治疗上窍病变的方剂，结合蜀地多湿的气候特点，先生将两方合用，扬两方所长，避两方所短。

遣方要点：喉核赤肿，疼痛不舒，吞咽不利，饮水吮乳作呛者。

加减：痰多而稠者，加冬瓜子以滑痰；咳嗽频作不止者，加信前胡、白前根以降逆止咳；如痰稠不利，舌苔少或尖边无苔，或舌苔花剥，偏于阴虚者，宜加沙参、麦冬、玉竹之类以养阴润燥；久咳不止，仍见咽红或肿者，可加青黛、大青叶以解毒利咽。

（3）湿热咳嗽——清利二方

通肺宣痹汤

组成：枇杷叶、郁金、射干、白通草、淡豆豉、杏仁、白豆蔻、薏苡仁。

治疗方法：苦辛通降，轻宣肺痹。

制方心悟：通肺宣痹汤由宣痹汤加杏仁、白豆蔻、薏苡仁而成，取三仁汤宣上、畅中、渗下之意，使内外通达，痹阻自消。

遣方要点：常见咳嗽痰多，或咳则干呕，或鼻流浊涕，胸痞腹胀，唇舌色红，舌苔白腻或黄腻，脉象濡数，指纹紫滞等。

加减：如见舌苔白厚而腻，湿邪偏盛者，可加半夏以燥湿祛痰；若见舌苔黄厚而腻，痰黄而稠，热邪偏盛者，可加黄芩以清肺；气促，咳逆不宁者，可加葶苈子以泻肺降逆。

加味杏仁滑石汤

组成：杏仁、滑石、黄芩、橘红、黄连、郁金、通草、厚朴、半夏、车前子。

治疗方法：清热燥湿，消痰止咳。

制方心悟：杏仁滑石汤主治湿热弥漫三焦证，先生以此方治疗咳嗽时，多考虑热痰胶结，需开辟道路，故常加车前子，因其既可利水道，又能滑痰，虽一味增益，但理法明晰。

遣方要点：咳嗽呕恶，痰多如涕，自利尿短，汗出口干，胸膈痞闷，舌苔灰白，湿热交结者。

加减：咳嗽而呕恶甚者再加藿香为宜，或用加味温胆汤亦中。

（4）燥热咳嗽——润燥三方

桑杏汤

组成：桑叶、杏仁、沙参、象贝母、淡豆豉、栀子皮、梨皮。

治疗方法：润肺止咳。

遣方要点：多见干咳无痰，或痰少而黏，口燥咽干，皮肤干燥，鼻燥便难，唇红舌红，舌苔白薄而干，或见右脉数大，指纹青紫等。

加减：如见鼻流浊涕，表邪甚者，加薄荷、桔梗以解表宣肺，亦可选用桑菊饮加麦冬、天花粉；如见舌苔少，干咳尤甚者，宜加麦冬、玉竹以润肺滋阴。

清燥救肺汤

组成：霜桑叶、石膏、人参、甘草、胡麻仁、真阿胶、麦冬、杏仁、枇杷叶。

治疗方法：养阴清肺。

遣方要点：因燥热乘肺，肺气膹郁而致干咳无痰，干呕兼喘者。

加减：如嗽而痰多者，加贝母、瓜蒌子以祛痰；久咳不止者，加百部、地骨皮以镇咳；干咳无痰，并见鼻衄咯血者，宜加茅根、茜草、生地黄、黄芩以清肺凉血；阴伤血燥，肺津枯竭，大便干结者，可倍麦冬，加当归、白蜜以养血生津润燥。

化裁清络饮

组成：干荷叶、乌龙茶、丝瓜皮、西瓜翠衣、桔梗、杏仁、麦冬。

治疗方法：润肺止咳，利咽开音。

制方心悟：清络饮原用于暑热伤于肺经气分证，先生以桔梗配杏仁升降肺气，以麦冬养阴，并取《神农本草经》中麦冬可"主胃络绝伤"之意，而成化裁清络饮，使其适用于治疗燥热津伤之咳嗽。

遣方要点：干咳无痰，久咳不止，乃至声音嘶哑者。

加减：可酌加五味子、诃子皮以适其肺之开阖。

（5）伤食咳嗽——消食二方

曲麦二陈汤

组成：陈皮、半夏、茯苓、甘草、黄连、山楂、麦芽、神曲、瓜蒌子、枳壳、青黛。

治疗方法：消食导滞，祛痰除湿止咳。

制方心悟：曲麦二陈汤是先生治疗食积咳嗽的化裁处方，以二陈汤加黄连、枳壳除胃肠积热，三仙消胃肠积滞，瓜蒌子消痰润肠，其中青黛用于方中有独特之处，不同于以往的清热解毒、泻火凉血，先生据《药性论》所载其"解小儿疳热，消瘦，杀虫"，用此药以除胃肠积滞。

遣方要点：常以咳嗽痰多为主，且以夜半五更咳甚，并伴不思乳食，嗳腐吞酸，口出臭气，胸腹胀满，夜卧不安，手足心热，大便稀溏，完谷不化，唇舌正红，舌苔白厚，脉多沉滑，指纹沉滞等。

加减：本方再加青黛其效更著；如腹胀甚者，加莱菔子以行气消胀；痞满不寐，夜卧不安者，加厚朴、香附以宽中理气；苔黄痰稠，肺热嗽甚者，可加桑白皮、款冬花以清肺镇咳；如舌苔干而津乏者，可佐麦冬以润肺。

保和丸

组成：山楂、六神曲、半夏、茯苓、陈皮、连翘、莱菔子、麦芽。

治疗方法：消食化积止咳。

遣方要点：夜卧不安，大便稀溏，完谷不化，脉滑，纹滞，乃食滞中焦、脾胃不和之故。

加减：咳嗽不止，肺热尤甚者，可加知母、地骨皮清热止咳；午后夜间发热者，加青蒿、胡黄连清热化湿。

（6）痰湿咳嗽——化痰二方

四二汤

组成：半夏、陈皮、茯苓、甘草、白术、党参、生姜、炒薏苡仁。

治疗方法：健脾燥湿，祛痰理气。

制方心悟：先生以二陈汤去酸涩之乌梅合四君子加炒薏苡仁，用以治疗脾虚痰聚之咳嗽，健脾除湿，痰无所聚而自消。

遣方要点：多见咳嗽痰多，色白清稀，痰随嗽出，咳声重浊，胸膈痞满，饮食不思，唇舌正红，舌苔白厚，或多腻苔，脉象或濡或滑，指纹沉滞等。

加味清气化痰丸

组成：陈皮、杏仁、枳实、黄芩、瓜蒌子、茯苓、胆南星、姜半夏、车前子、桃仁。

治疗方法：清热化痰止咳。

制方心悟：小儿脏腑较弱，祛痰能力不足，需为积痰开辟通路，以车前子利水道祛痰，桃仁通谷道祛痰。

遣方要点：舌苔兼黄，咳痰不利者。

加减：胸膈痞满，气机不利者，可加厚朴、淡豆豉；腹满便溏，脾湿尤甚者，可加苍术、厚朴以理气燥湿；腹胀嗳气，饮食不思者，宜加神曲、山楂、莱菔子、香附以行气导滞，消食和中。

（7）脾虚咳嗽——益脾二方

六君子汤

组成：党参、白术、茯苓、半夏、陈皮、甘草。

治疗方法：甘温益气，健脾燥湿。

遣方要点：多见咳嗽痰浊，痰随嗽出，嗽过额上多汗，哽气长出，精神倦怠，少食懒言，手足欠温，大便溏泻，面色黄白，唇舌淡白，舌苔白厚，脉弱无力，指纹淡红等。

加减：如见手足不温，虚寒较甚者，可加干姜以温脾肺；大便溏泻，完谷不化者，可加豆蔻、藿香以醒脾和中；如有脾虚夹食，新积不化者，可加山楂、神曲以消积化食；如见胸膈痞满，腹胀不舒者，可加香附、厚朴以宽中理气。

人参五味子汤

组成：人参、白术、白云苓、北五味子、麦冬、炙甘草。

治疗方法：健脾益气，生津敛肺。

遣方要点：气虚津乏，苔少略干者。

加减：气逆不顺，可加杏仁、前胡、瓜蒌皮之类以利肺降逆。

（8）肺热咳嗽——清肺三方

三皮泻白汤

组成：桑白皮、地骨皮、瓜蒌皮、枇杷叶、甘草。

治疗方法：清热肃降。

制方心悟：三皮汤专为清肺热而设，加瓜蒌皮、枇杷叶以加强泻肺清热之力。

遣方要点：常以咳嗽气粗，痰黄稠黏而腥臭，黄昏咳甚，清晨加剧，口出臭气，面红鼻干，手掐眉目，口渴便秘，唇舌色红，舌苔黄厚，脉象滑数，指纹青紫为主症。

清金化痰汤

组成：黄芩、栀子、知母、桑白皮、瓜蒌子、浙贝母、麦冬、橘红、茯苓、桔梗、甘草。

治疗方法：清热化痰，肃肺止咳。

遣方要点：咳嗽痰多，稠而且黏，舌红、苔黄，脉数，清晨咳甚者。

小陷胸加大黄汤

组成：黄连、半夏、瓜蒌、大黄。

治疗方法：清热涤痰，通腑降逆。

制方心悟：肺胃同病，肺胃结热，故用小陷胸汤清荡上焦，加大黄并扫下焦。

遣方要点：咳嗽痰壅，呼吸迫促，大便干结者。

加减：口渴思饮，善食易饥，胃热亢盛者，宜清胃降火，可加生石膏、鲜石斛之类；咳不止者，可加广百部、白前根以镇咳。

（9）阴虚咳嗽——滋阴二方

沙参麦冬汤

组成：北沙参、玉竹、麦冬、天花粉、扁豆、桑叶、生甘草。

治疗方法：滋阴润肺止咳。

遣方要点：多见咳嗽无痰，午后夜间咳甚，咽喉燥痒，五心烦热，面色潮红，唇燥舌红，苔少津乏，脉象虚数，指纹紫滞等证。

加减：痰少稠黏不易咯出者，加瓜蒌霜；鼻孔干红，肺有燥热者加桑白皮；久咳不止，手足心潮热者，加地骨皮、百部；久咳伤肺，肺气虚弱者，加百合、白及。

竹叶石膏汤

组成：竹叶、石膏、半夏、麦冬、人参、粳米、甘草。

治疗方法：清热生津，益气和胃。

遣方要点：喉干呛咳，气逆欲呕，口干思饮，头额出汗，虚烦少气，舌红苔黄，津少液乏者，是属气阴两伤，胃有燥热。

加减：方中半夏宜斟酌应用。

（10）肺虚咳嗽——补肺三方

本事黄芪汤

组成：黄芪、芍药、生姜、桂心、当归、甘草、麦冬、干地黄、黄芩、大枣。

治疗方法：益气补虚，敛肺止咳。

遣方要点：常见咳嗽无力，呼吸气微，声低气短，岁月缠绵，咳嗽不足一息，俗称为"半声嗽"。动则咳剧，静则稍安，体弱畏冷，面色㿠白，唇舌色淡，脉象细弱，指纹淡红。

加减：久咳不止者，宜加诃子、粟壳、乌梅之类以收涩镇咳。

八仙长寿丸

组成：生地黄、山茱萸、怀山药、白茯苓、牡丹皮、泽泻、麦冬、五味子、益智仁。

治疗方法：纳气归肾。

遣方要点：久咳不止，肺虚及肾，短气不足一息者。

补肺阿胶汤

组成：阿胶、牛蒡子、炙甘草、马兜铃、杏仁、糯米。

治疗方法：益肺养阴，降火止咳。

遣方要点：久咳肺虚，阴虚火旺，干咳少痰，或见气促，或痰中带血者。

加减：气虚甚者加人参。

（11）瘀血咳嗽——化瘀一方

四物汤加桃仁、诃子、青皮、竹沥

组成：熟地黄、白芍、当归、川芎、桃仁、诃子、青皮、竹沥。

治疗方法：养血活瘀，降火疏肝。

遣方要点：常见咳嗽痰滞，或痰中带血，其色紫暗，喉间腥臭，遇风则咳，胸背刺痛，唇舌或见瘀阻紫点，脉象沉涩，指纹紫滞等。

加减：方中当归、川芎用量宜小，以免苦温动血之过。

2. 儿童高热

（1）表证发热——解表三方

加减荆防败毒散

组成：荆芥、防风、柴胡、前胡、羌活、独活、桔梗、枳壳、黄芩、薄荷、茯苓、甘草。

治疗方法：辛温解表。

制方心悟：荆防败毒散为外感表寒证效方，因小儿气血稚嫩，故去川芎以防动血，小儿为纯阳之体，邪气易入里化热，故加黄芩意在先证而治。

遣方要点：风寒发热，见发热无汗，蜷缩畏冷，头痛身痛，鼻塞流涕，唇舌淡红，脉象浮紧，指纹青红等。

加减：年龄小，体质弱者，去羌活，加蔓荆子；食欲缺乏者，加山楂、神曲；如有高热者加青蒿。

双青银翘散

组成：金银花、连翘、荆芥、淡豆豉、薄荷、桔梗、牛蒡子、芦根、甘草、淡竹叶、青蒿、大青叶。

治疗方法：辛凉解表，清热解毒。

制方心悟：银翘散为辛凉平剂，风热发热，清疏为要，故加大青叶、青蒿以增强疏解之力。

遣方要点：风热发热，见发热有汗，鼻流浊涕，咳嗽口渴，或见咽红，头昏，唇红舌赤，指纹青紫，脉象浮数等。

加减：咽喉赤肿疼痛者加射干；鼻衄者去荆芥，加侧柏叶、茅根；舌尖红绛，热渐深入者去荆芥、淡豆豉，加生地黄、牡丹皮。

六一香薷散

组成：香薷、扁豆、厚朴、神曲、滑石、甘草。

治疗方法：清暑散邪。

制方心悟：香薷散为暑月发热要方，六一散祛暑利湿妙方，两方合用加强清暑化湿之力，加神曲以防暑湿滞脾。

遣方要点：伤暑发热，见时值暑令，发热无汗，恶寒流涕，头痛身痛，心烦气短，唇舌淡红，舌苔白滑，脉象浮濡，指纹青淡等。

（2）表里同病发热——双解三方

防风通圣散加减

组成：荆芥、防风、麻黄、连翘、白芍、栀子、大黄、芒硝、石膏、桔梗、滑石、薄荷、黄芩、白术、甘草。

治疗方法：散寒清里，表里双解。

制方心悟：防风通圣散主治证为外感风寒，内有郁热，因小儿气血稚嫩，故去当归、川芎以防动血。

遣方要点：表寒里热，见恶寒发热，鼻塞流涕，头昏目眩，两目赤痛，口舌干苦，咳嗽喘闷，痰涎稠黏，胸膈痞满，或发斑疹，大便秘结，小便赤涩，唇红舌红，舌苔黄白，脉象紧数，指纹青紫。

柴葛解肌汤

组成：柴胡、葛根、羌活、白芷、黄芩、白芍、桔梗、石膏、甘草、生姜、大枣。

治疗方法：解肌清热。

遣方要点：三阳合病发，见微恶风寒，一身火热，头身疼痛，鼻干心烦，前额疼痛，口苦口渴，唇红舌赤，舌苔黄白相兼，脉象洪数，指纹青紫等。

加减：寒偏盛者去石膏，倍羌活、生姜；热偏盛者，去姜枣，倍石膏。

加减木贼宣痹汤

组成：枇杷叶、郁金、射干、淡豆豉、通草、木贼、黄芩、半夏、青皮、陈皮、槟榔、芦根、滑石。

治疗方法：化浊宣痹，清热渗湿。

制方心悟：本方是由景岳木贼煎合上焦宣痹汤加减而成，意在宣畅表里湿热，方中青皮、陈皮相配，陈皮温而不峻，青皮苦泄辛散力，能破气。陈皮燥湿化痰，为治痰之要药，青皮消积化滞。二药合用，一缓一烈，行气化滞消积之力大大增强，是先生的常用对药。

遣方要点：湿热发热，日晡发热，身热不扬，流涕咳嗽，头昏身重，胸痞不饥，渴不思饮，小便涩少，唇舌色红，舌苔白或黄厚腻，脉象濡数，指纹青紫等。

加减：腹胀甚者加厚朴；咳嗽痰多加冬瓜子。

（3）里证发热——清解通腑四方

白虎汤

组成：石膏、知母、粳米、甘草。

治疗方法：清热生津。

遣方要点：气分发热，见壮热烦躁，大渴引饮，身出大汗，面赤唇红，舌红苔黄，脉象洪数，指纹青紫。

加减：邪毒盛者加金银花、连翘；舌苔厚腻兼夹湿者加苍术；舌上干燥，心烦渴不止者加人参。

清营汤

组成：犀角（水牛角代）、竹叶心、生地黄、玄参、麦冬、丹参、金银花、连翘、黄连。

治疗方法：清热解毒，凉血育阴。

遣方要点：营血郁热发热，见发热有汗，口干不饮，谵语直视，咽喉红赤，心烦不眠，大便干结，小便量少，舌绛无苔，脉象虚数，指纹青滞等证。

加减：若寸脉大，舌干较甚者，可去黄连；若热陷心包而窍闭神昏者，可与安宫牛黄丸或至宝丹合用；若营热动风而见痉厥抽搐者，可配用紫雪，或酌加羚羊角、钩藤、地龙；若兼热痰，可加竹沥、天竺黄、川贝母；营热多系由气分传入，如气分热邪犹盛，可重用金银花、连翘、黄连，或更加石膏、知母，以及大青叶、板蓝根、贯众。

沆瀣丹加减

组成：大黄、黄芩、黄柏、连翘、赤芍、滑石、槟榔、黑牵牛子、薄荷、生地黄、石膏。

治疗方法：通腑泄热，清心导赤。

遣方要点：心脾积热发热，见壮热口渴，烦躁不安，口舌生疮，口涎增多，大便秘结，小便赤涩，脉象滑数，指纹紫滞等。

保和丸加味

组成：神曲、山楂、麦芽、陈皮、半夏、茯苓、胡黄连、连翘、莱菔子、青蒿。

治疗方法：消食导滞，和中退热。

制方心悟：伤食发热，是饮食不消，积热外透不畅而发热，青蒿清透表里，甚为恰之。

遣方要点：伤食发热，见发热汗出，暮夜尤甚，腹壁灼热，上热下寒，夜卧不安，嗳腐吞酸，胸痞腹胀，下泻完谷，或大便秘结，面色青黄，唇舌色红，舌苔白厚，指纹青滞，脉象沉滑。

加减：腹痛脘胀者加厚朴、香附；便秘者加枳实、大黄；下泻完谷不化者加苍术、泽泻。

3.儿童肺炎

（1）初期循势，表肺同解

三拗汤加味

组成：麻黄、杏仁、枳壳、瓜蒌皮、前胡、化橘红、甘草。

治疗方法：解表散寒，宣肺降逆。

制方心悟：三拗汤功可解表肃肺，小儿属纯阳之体，表邪易致肺郁肠滞，故加枳壳、前胡通腑，瓜蒌皮、化橘红降肺。

遣方要点：风寒闭肺证，见发热，恶寒，无汗，流涕，咳嗽，气粗气紧，唇舌淡红，脉象浮紧，指纹青红。此由风寒束表，皮毛不通，肺气闭塞，失于宣畅所致。

加减：痰多者加京半夏、胆南星；咳甚者加紫菀、款冬花；喘甚者加紫苏子。

麻杏石甘汤加味

组成：麻黄、杏仁、石膏、薄荷、瓜蒌皮、前胡、海浮石、金银花、连翘、甘草。

治疗方法：解表清热，宣肺化痰，降逆平喘。

制方心悟：此方加味，一是以薄荷、金银花、连翘加强宣散，再是以瓜蒌皮、前胡、海浮石加强清肺，投之临床确实成为效方。

遣方要点：风热袭肺证，见发热，有汗，鼻流浊涕，咳嗽喘促，口渴，痰鸣，烦躁不安，面赤唇红，舌质红，苔白或黄，指纹青紫，脉象浮数。此由风热袭肺，肺气不宣，气逆不顺所致。

加减：痰多者加贝母；咳甚者加桑白皮、款冬花；大便干燥而喘甚者加葶苈子；咽喉赤肿者加牛蒡子、射干。

宣痹汤合千金苇茎汤

组成：枇杷叶、郁金、射干、淡豆豉、通草、桃仁、薏苡仁、杏仁、滑石、苇茎、冬瓜子。

治疗方法：化浊宣痹，清热渗湿。

制方心悟：湿热郁肺，内外湿阻，故以宣痹汤祛外湿，千金苇茎汤畅肺湿。此番合方，理明效显，成为先生临床习用处方。

遣方要点：湿热郁肺证，见发热有汗，咳嗽痰多，干呕喘促，胸痞腹胀，面垢唇红，舌质色红，苔黄厚腻，指纹青紫。此由湿热郁遏，上焦郁闭，肺气不宣所致。

加减：舌苔黄而厚腻，热甚于湿者加黄芩；舌苔白细厚腻，湿甚于热者加京半夏；汗多者去淡豆豉，加栀子。

（2）中期夺势，折邪为要

麻杏石甘汤合牛黄夺命散加味

组成：麻黄、杏仁、生石膏、大黄、黑牵牛子、槟榔、甘草、海浮石、胖大海、川贝母、天竺黄。

治疗方法：通腑泄热，豁痰平喘。

制方心悟：邪气内入，肺热胃积，故以麻杏石甘汤清肺热，牛黄夺命散通胃腑。本合方临床辨证施投，疗效十分迅捷。

遣方要点：阳明腑实证，见高热不退，有汗口渴，咳嗽喘促气急鼻扇，胸吸抬肩，喉中痰鸣，声如曳锯，胸膈痞满，大便秘结，面赤唇燥，舌苔黄燥，脉象滑实，指纹紫滞。此由实热内结，积热上蒸，肺气受累更甚，故喘急加剧。

加减：喘息痰鸣者加葶苈子、浙贝母；壮热烦渴，倍用石膏，加知母；咽喉红肿疼痛，加射干、蝉蜕；津伤口渴加天花粉。

参附汤加味

组成：红参、制附子、龙骨、牡蛎、五味子。

治疗方法：扶正固脱，回阳救逆。

遣方要点：变证，见突然体温下降，咳嗽气促，呼吸极度困难，鼻翼扇动，喉中痰鸣，虚汗自出，睡卧不宁，面色苍白，四肢厥冷，唇舌青紫，舌质色淡，脉细无力，指纹紫滞。此由素体虚弱，治不及时或治疗不当，致病情恶化，真气耗伤，卫阳不固，邪盛正衰的内闭外脱证候。呼吸极度困难，喉中痰鸣是内闭证候；突然体温下降，虚汗自出，四肢厥冷等是外脱证候。

加减：胆虚不得眠，加酸枣仁；虚劳咳嗽痰多，加半夏、神曲、杏仁、北细辛、紫菀、款冬花；久嗽不愈咯血者，煎地黄汁调钟乳粉，下黑锡丹；气壅，加紫苏叶；腹胀，加萆薢、荜澄茄；夜多小便，加茴香、益智仁，煎盐汤服；心热小便涩，加茯苓；口干，去五味子，加麦冬；呕者，加藿香；冷气胀痛，加山茱萸、高良姜。

化裁玉女煎

组成：玄参、生地黄、麦冬、知母、生石膏、杏仁、天竺黄。

治疗方法：凉营育阴，透热转气。

制方心悟：玉女煎本主阳明胃热阴虚证，将其中熟地黄易生地黄，去牛膝，加玄参、杏仁、天竺黄，功可清气凉营，适用于气营两燔证，是先生名方新用独特之处。

遣方要点：气营两燔证，见持续高热，喘促鼻扇，呼吸困难，唇紫干燥，舌绛苔黄，脉象数疾，指纹青滞。此证舌质绛红是热入营阴的表现，舌苔黄是气分热盛的征象。

加减：舌苔黄燥，大便秘结，气分热盛者加玄明粉；舌绛苔少，舌干津乏，营分热甚者加牡丹皮、水牛角，倍玄参。

羚角钩藤汤

组成：羚羊角、桑叶、川贝母、生地黄、钩藤、菊花、白芍、竹茹、茯神、甘草。

治疗方法：清营开窍，凉肝息风。

遣方要点：变证，见持续高热，痰鸣气促，烦躁谵妄，神志不清，甚则目窜口噤，手足抽动，唇舌绛红，苔少或无苔，舌干津乏，脉象细数。此系温邪化火，窜入营阴、阴伤液竭所致之肝风内动，邪陷心营之危候。

加减：喘促甚者加葶苈子，昏迷痰多者加郁金、胆南星、天竺黄。

（3）末期救势，补益扶正

人参五味子汤

组成：人参、白术、茯苓、麦冬、五味子、甘草。

治疗方法：健脾益肺。

遣方要点：肺脾气虚证，见咳嗽吐痰，略见气粗，或见微热，精神疲惫，食欲缺乏，面色苍白，常出虚汗，唇舌淡白，脉象细弱。此系久病正虚，肺脾不足，阳气偏衰之故。

加减：虚汗多者加龙骨、牡蛎、黄芪；痰多者加半夏；咳甚者加紫菀、款冬花；食欲缺乏者加山楂、神曲。

沙参麦冬汤

组成：沙参、麦冬、玉竹、桑叶、天花粉、扁豆、甘草。

治疗方法：养阴益胃，甘寒生津。

遣方要点：肺胃阴虚证，见干咳无痰，不欲饮食，唇燥嗌干，唇色樱红，舌光无苔，脉象虚数，指纹青紫。此系热灼肺胃，久热伤津，津伤液耗所致。

加减：如有残热者加地骨皮；咳不止者加百部。

4. 儿童哮喘

（1）发作期

①风热哮喘

麻石平喘汤

组成：麻黄、杏仁、石膏、前胡、海浮石、莱菔子、瓜蒌子、紫苏子、甘草。

治疗方法：辛凉宣肺，祛痰降逆。

制方心悟：风热哮喘，表里俱热，痰尤迫之。故以麻杏石甘汤加前胡、海浮石降肺热，莱菔子、瓜蒌子、紫苏子祛肺痰。

遣方要点：哮喘，兼见流涕，唇舌红，苔薄白等。

加减：运用本方效与不效，全在麻黄、石膏两味药的轻重配伍：一般石膏4

倍于麻黄，如 5g 麻黄，当配 20g 石膏，表重热轻则相对重用麻黄，表轻热重则相对重用石膏。鼻流清涕加紫苏叶，流浊涕加薄荷；痰多，舌苔白厚加京半夏，舌苔白薄加瓜蒌子；苔少津乏，有痰，加麦冬、海金沙或海蛤粉；哮甚加紫苏子，喘甚加葶苈子；咽喉赤肿加牛蒡子、射干；大便秘结，舌苔黄，是属痰火，改用钱乙葶苈丸（防己、杏仁、黑牵牛子、葶苈子）。

②湿热哮喘

新制千金苇茎汤

组成：苇茎、薏苡仁、冬瓜子、桃仁、黄芩、滑石、杏仁、陈皮、法半夏。

治疗方法：清热渗湿，化痰降逆。

制方心悟：湿热哮喘，湿、热、痰，三者相互搏结，故以千金苇茎汤为底，加黄芩、滑石加强清热利湿，杏仁、陈皮、法半夏运湿祛痰。

遣方要点：哮喘，兼见唇红舌红，舌苔黄厚腻者。

加减：如鼻流浊涕加淡豆豉；咽喉赤肿加射干；喘甚加葶苈子；哮甚痰多，重用冬瓜子，加紫苏子、胆南星。

③痰湿哮喘

六安煎合三子养亲汤

组成：陈皮、半夏、茯苓、甘草、杏仁、白芥子、紫苏子、莱菔子。

治疗方法：化痰祛湿。

制方心悟：痰湿哮喘，痰湿共存，湿为痰之源，痰为湿之渐。故需化痰祛湿并重，以六安煎祛湿，三子养亲汤消痰，二者合方，是先生治疗痰湿哮喘的习用方剂。

遣方要点：哮喘，兼见唇舌淡红，舌苔厚而略腻者。

加减：如喘甚加桑白皮、款冬花，痰甚气逆加瓜蒌、前胡。

④肺热夹痰

定喘汤

组成：麻黄、杏仁、桑白皮、黄芩、半夏、紫苏子、款冬花、白果、甘草。

治疗方法：宣肺平喘，清热化痰。

遣方要点：此证必见唇红舌红、舌苔薄白，而无流涕、喷嚏等症，方可用之。

加减：因哮喘宜宣宜降，白果具有收敛作用，故痰多兼有表证者不宜。

（2）缓解期

①偏肺虚

人参五味子汤

组成：人参、白术、白云苓、北五味子、麦冬、炙甘草。

治疗方法：益气敛肺。

遣方要点：以呼吸息微，虚汗多，面白唇淡，表虚易感，常因感冒而诱发为主证。

加减：肺虚甚者，加阿胶；虚汗多者，加黄芪、龙骨；有痰加半夏、贝母；短气者加熟地黄。平素怯寒自汗者，亦可用玉屏风散加减。

②偏脾虚

六君子汤

组成：党参、白术、茯苓、陈皮、半夏、甘草。

治疗方法：健脾益气，燥湿祛痰。

遣方要点：以神疲体倦，食少便溏，常吐浊痰，唇舌淡白，常因乳食停滞而诱发为主证。

加减：大便溏泄者加扁豆、薏苡仁、山药；食少不化者，加砂仁、神曲；兼有胸痞腹胀者，加厚朴、香附。

③偏肾虚

加味补肾地黄丸

组成：山药、山茱萸、熟地黄、鹿茸、川牛膝、牡丹皮、白茯苓、泽泻、淫羊藿、巴戟天、补骨脂。

治疗方法：补肾纳气。

制方心悟：肾阳不足，淫羊藿、巴戟天、补骨脂，三味直补肾阳，故加之益善。

遣方要点：肾虚者，面色不华，耳鸣心悸，气短息微，偏于肾阳虚者则见肢冷，舌淡。

加减：无论阴虚阳虚，均可用胡桃仁、枸杞子、菟丝子等。

加味八仙长寿丸

组成：生地黄、山茱萸、怀山药、白茯苓、牡丹皮、泽泻、麦冬、五味、益智仁、黑芝麻、墨旱莲、制何首乌。

治疗方法：补肾纳气。

制方心悟：肾阴不足，黑芝麻、墨旱莲、制何首乌，此三味专补肾阴，故加之，以求补阴益肾。

遣方要点：肾虚者，面色不华，耳鸣心悸，气短息微，偏于肾阴虚者，则见颧红、盗汗、舌红、苔少。

加减：无论阴虚阳虚，均可用胡桃仁、枸杞子、菟丝子等。

5.儿童泄泻

（1）外感泄泻

辛凉解表汤

组成：薄荷、蝉蜕、前胡、瓜蒌皮、淡豆豉、牛蒡子、桔梗、山楂、神曲、黄芩、木通、车前子。

治疗方法：辛凉解表，宣肺化湿。

制方心悟：外感泄泻，重在宣畅表里上下，故以薄荷、蝉蜕、淡豆豉、牛蒡子解表，以前胡、瓜蒌皮、桔梗、黄芩达肃肺气，以木通、车前子通利湿气，再以山楂、神曲醒健食气，共成辛凉解表汤。

遣方要点：此类患儿常有衣着不慎，感受外邪病史；起病急，病程多短暂；除泄泻外，其大便多色黄夹有泡沫，且有鼻塞流涕或咳嗽等肺系伴随症状。

（2）伤食泄泻

化积止泻方

组成：炒山楂、建曲、陈皮、苍术、茯苓、厚朴、藿香、木瓜。

治疗方法：消食导滞，和中渗湿。

制方心悟：伤食泄泻，食积则脾失健运，脾难则湿气生。故需消食与化湿共奏，以炒山楂、建曲、木瓜消食化积，以苍术、茯苓、厚朴、藿香化湿运湿，以陈皮健脾，共成化积止泻方。

遣方要点：饮食不慎，暴饮暴食的病史；有泻下完谷，气味酸臭，脘腹胀满，舌苔厚腻之主要特点；常伴有脾胃系统症状，如呕吐、泛酸、食少纳呆等。

（3）脾肾阳虚泄泻

温阳止泻方

组成：肉桂、干姜、党参、车前子、茯苓、防风、白术、甘草。

治疗方法：健脾渗湿，温补肾阳。

制方心悟：阳虚泄泻，脾肾担责，故以四君子汤健脾，肉桂、干姜温养脾肾，车前子、防风渗湿利湿，共成温阳止泻方。

遣方要点：泄泻病史偏长；下利稀水，量多色淡，面唇淡白等阳气不足表现。

学术思想

川派中医药名家系列丛书

肖正安

正安先生始终坚持知问于典，论亲于行，术精于复。在长期的理论发挥与临床实践中历炼锤成了肖氏风骨。先生名扬幼科，其儿科学术见解颇具实效；先生坚持从大中医的角度考量临床实际，精研中医学术指导思想；先生博学一生，形成了自己的治学风貌。

一、大中医学术指导思想

1. 胸中有"素"，辨证有"眼"

中医学以象为素，以素为候，以候为证的辨证方法形成了临证时的治疗体系。象素越多，着眼点越富。无论阴阳失颇，气血失和，脏腑失调，正邪失衡，皆可显现各种病证象素。喻嘉言在《医门法律》中云"气得其和则为正气，气失其和则为邪气"，围绕气失其和之前因和气失其和之后果，以及反映于人体表里多变特异的证候表现，形成了传统中医学的核心理念——辨证施治。先生尝谓"中医学不是治病的医学，而是治人的医学，中医治人，精究斯证，其病自治"。先生不是将认病抛弃不闻，而是将辨证中的"象素"理念摆在了更加突出的位置，而形成症－候－证－病的各种"象素"的综合辨识，即《内经》所谓"恍惚之术，生于毫厘，毫厘之术，起于度量"。在先生的行医生涯中，精准的辨证施治一直贯穿始终。在其所著的《四言医学》中，总结了"诸病不离"的八纲辨证，融合了"以简驭繁"的五脏辨证，剖析了"议理精深"的六经辨证，精赏了"表里浅深"的卫气营血辨证，言辞精炼，条缕透彻，给后学以启迪。也正因为此，在错综复杂的证候面前，先生总能剥丝抽茧，求得其要。

先生行医甲子有余，在长期临证的静思细究中，逐渐形成了富有自己特色的辨证施治思维模式。术业专攻，先生是儿科妙手，强调儿科辨证与成人的不同，在其所著的《中医儿科学》中提出了儿科辨证"四着眼"：着眼于望诊的资料、着眼于寒热的识别、着眼于肺脾两脏、着眼于传变规律。先生强调辨证之首，应抓其主症，因为主症是辨证的要点、治疗的重心。辨证，既要辨病位，又要辨病

性，还要主兼分明，真伪分明，辨证之中，多见证中有证，要注意证与证之间的
联系。在辨证外之证时，更要注意夹杂，也就是要注意其错杂、繁杂的特点。这
就是先生能通过对诸多症状有条理的分析，找出主证、变证、兼证、夹杂证等，
从而给出正确的治疗方向，开出主次有序的处方进行针对性治疗的秘诀。先生
常言，中医之所以能够治愈疾病，永远立于不败之地，辨证施治即是它的精髓
所在，中医如果离开了辨证，就像航海失去了指南针。然而辨证施治，必须理、
法、方、药具备，丝丝入扣，这样才能算得上真正的中医治疗。

2. 穷源百家，不拘门户

上至《素问》《灵枢》《难经》《本草》，下至《伤寒》《金匮》《温病条辨》，
先生皆有采撷，多有见地。"医之门户分于金元"，四大名家医门鼎立，刘守真
"倡六气皆从火化"，药用寒凉；张子和崇邪气为病，力主攻下；李东垣思"内伤
脾胃，百病由生"，效贵补土；朱丹溪忧"阳常有余，阴常不足"，独善滋阴。先
生在其《四言医学》中提道，"医学发展，金元时代；刘李朱张，各成一派"，其
拜阅广泛，遍采众家之长，又不盲从诸家偏颇之处，可谓不偏不倚。孙一奎在
《医旨绪余》中感慨："脱非生平融通《素》、《难》、《本草》、仲景、洁古、守真、
东垣、丹溪诸书，不可以语此秘密，医谈何容易也！"用这一句话概括先生在学
业上达到的高度，可谓一语中的，不差毫厘。

先生业医，严肃科学，一向反对死守一家之法，更不标榜门户。医界向来据
前辈在学术上所推崇的一面，来确立其学术派别，而认为其短于未强调的一面，
抨击之词纷至沓来，这种风气甚至延续至今。先生则平治权衡，中庸以对，在临
证时常择其善者而从之，有是证则用是方，有是理则采其法，绝不以一己门户之
见断病家的证候而矫枉过正。先生在不执偏门思想的指导下，通过自己的临床实
践，对四大经典、隋唐医学、金元四家之学质疑问难并大胆融合而著成《四言医
学》一书。此外，从先生临证议理、立法、处方、择药中，亦可以感受到其不执
偏门、百派中现的境界。

先生既善采诸家之长，而又反对标榜门户，根据诸前辈所处的不同社会环
境，对他们的学术观点做出了客观评价，其目的昭然，就是要告诫后人不要有门
户之见，诚如孙一奎在《医旨绪余》中的呐喊："欲后人知仲景不徒以伤寒擅长，
守真不独以治火要誉，戴人不当以攻击蒙讥，东垣不专以内伤树绩，阳有余阴不

足之谭不可以疵丹溪，而撄宁生之长技亦将与诸公并称不朽矣。"

3. 勤求古训，融汇寒温

勤求古训，是古往医家治学问典的不二法门。先生上索钱乙、万密斋之论，下承师训而独立思考。先生认为，除专攻儿科专著外，对其他名医典籍也要博览，不要有所偏废，于仲景学说、温病经典皆需探究。世人多以仲景之方偏于辛热，不适宜小儿，不识仲景之法辨证谨严，仲景之方非止一端，其有温热者，有寒凉者，有寒温并用者，全在随证立法制方。在先生所著《四言医学》中有言："南阳张机，医学之圣；伤寒六经，凭脉辨证；《金匮要略》，内妇杂病；理法方药，有条不紊。"小儿的生理特点是"稚阴稚阳"，病理特点是"易寒易热"，因而在遣方用药上，偏温燥者易于伤阴化热，偏寒凉者易于积寒伤阳。故先生常言，在儿科用方中，温热之剂多佐苦寒，寒凉之剂多佐辛温，而仲景经方，寒温并用者多，于幼科多有启迪，但不可拘于经方。先生认为，温病学派"同道齐芳"，温病学派的经典方亦有精妙，通过临证总结体会，抓住方证关键，在临证中灵活应用，则不论经方、时方，都能运用自如，恰如其分。

具体到临床，以小儿高热为例，由于小儿为"纯阳之体"，"稚阴未长"，感受六淫，易从火化，故小儿高热以表证及表里同病者居多，在治疗上也以表散外邪和表里双解者多。在用药上，常需寒温并用，这是一般的证治规律。如风寒发热所致发热无汗，蜷缩畏冷，头痛身痛，鼻塞流涕，唇舌淡红，脉浮紧，指纹青红，虽宜用荆防败毒散加减以辛温解表，但应照顾到易于化热的趋势，方中加入黄芩、薄荷等凉药预防其变。药后病情变化更宜随证治之，如已化热，则不宜再行辛温表散方。风热发热的常用方银翘散亦是寒温并用的典型，方中金银花、连翘辛凉解表，清热解毒，伍以荆芥、淡豆豉使风热有透发之机。但提倡寒温并用不是一概而论，病位纯然在里，没有表证时，辛温发散药便不宜再用。

4. 精究传变，审因求治

自钱乙《小儿药证直诀》立小儿五脏辨证以来，历代儿科医家无不重视对五脏关系的探讨。五脏既禀五行之性，诸脏之间便有生克之关系，其脏或虚或实亦生乘侮之变化。故凡小儿一脏有病，不宜独守一脏辨，独守一脏治，局限了思路，而是应将五脏看作一个体系，精细揣摩它的传变，便可生出种种途径，打开我们的临证思路。小儿脏腑娇嫩，传变迅速，又当辨识疾病的发生发展过程，着眼于顺传与逆传的规律，测知病情的预后，及时干预，从而杜绝其病恶化，此在先生所著的《中医儿科学》中有言。

治疗疾病，先生十分强调穷本溯源，审因求治，在《四言医学》中可以看到"治病求本，病因先别；穷本溯源，寻求证结"之论。其认为凡疾病之发作必有因，疾病表现千变万化，为医者不能被疾病外在表象所迷惑，否则临床遇到复杂证候，容易茫然无定见，陷入头痛医头、脚痛医脚，或者全面撒网、头脚一起医的被动境地。对于病因的探究，先生一方面重视询问发病详情，另一方面重视通过脉、证推导病因，所谓"受本无知，因发知受"，根据疾病外在表象探究其内在本质，找出发病因素进行祛除。例如小儿高热在临床最为常见，先生从三因论治入手，认为夏秋之交，七八月间（农历）为小儿高热发病率最高季节，常见于3岁以内的小儿。小儿是"纯阳"之体，阴津相对不足，尤其是3岁以下的小儿，体质偏热者多，外感六淫之邪易从火化，传变迅速，加之小儿脾常不足，易为乳食所伤，郁蒸为热。故治疗上以解表散邪和表里双解者居多，从风寒发热、风热发热、伤暑发热、表寒里热、三阳合病、湿热发热、表寒血热、气分发热、营血郁热、心脾积热、伤食发热各个角度审因求治，大大提高了临床疗效。

二、治学方法与态度

先生从济世悬壶到著书立说，历时五十余载，其治学历程可大致分为两个阶段，第一阶段为拜师苦读，第二阶段为反复实践，印证于心。根据先生生平及著述，可以总结出其在治学方法与态度上有如下几个特点。

1. 咏诵苦读，广取善读

南宋史崧为《内经》序中曰："夫为医者，在读书耳。读而不能为医者有矣，未有不读而能为医者也。"先生读书启蒙伊始，塾师授以《幼学故事琼林》《鉴略妥注》《声律启蒙》，继而授予四书五经。骈体歌诀，易于记忆，为先生打下坚实的文学功底。先生初学医时，无论寒暑，刻苦钻研医书，广取广读，上自《灵枢》《素》《难》，下及古今名家，无不翻阅。

先生在苦读、广读，有了一定的知识积累之后，开始了择善本而读。先生读医书，视《内经》《伤寒》为本源，探其理而精思之。对于先贤医著，先生在认真攻读的前提下，善于汲取诸家所长，但绝不盲从其偏。咏诵苦读、广取善读，加之多方面的知识积累，铸成了先生学术成就的坚实基础。

2. 唯实唯真，灵活拓展

先生治学恒于实实在在之处，求得实实在在之理。古往今来，医家辈出，理论和见解的发明甚多，先生得之，常先验之而后确信。先生著述颇丰，观其言辞，往往引经据典而恰如其分，毫无矫揉造作之嫌。先生博采百家，却不受医家思想的束缚，在采撷的过程中能辨识真伪，灵活思考，增益拓展，验之临床往往能取得前人未取之效，这也成为其学术思想的最初来源。

先生如此不懈追求数十年，使自己耳目渐广，经验渐丰，终于在学术上"镜莹于中"，在临证时"投剂辄效"。这种治学方法在今天也是可取的，能够坚持真理，不断创新，做到坚持始终，是很可贵的。这是唯科学而忘我的治学态度。

3. 勤耕实践，亲力亲为

先生治学严谨，常以刻苦之行对待学习，以朴素之情对待学风，以敬畏之心对待学术。先生带学生下乡考察，必实地探访，细心探查而后记录于册；发表学术文章，必广泛查阅，几易其稿方才成文副梓。学生侍诊书方，记录病案，先生常亲自批阅，细心指出学生所录病案的偏颇失当之处，并告知缘由嘱其改正，常使学生获益匪浅。

先生躬耕临床实践数十年，学习非常认真，遇有疑难，必穷究不舍，疑释而后已。至临床，必虚心查受病之因，始敢投剂。先生体恤含灵之苦，每遇病家，不问早晚，不辞辛劳，必亲赴施治。先生勤耕实践、亲力亲为数十年，其治学朴素而刚正，其态度感染后学。

三、儿科学术发挥

1. 中医得效，步步为营

先生谙于理论，精于临床，善于总结，长于著述，首创中医得效十三步，独树一帜，面面俱到，读来醍醐灌顶，为儿科规范化临证树立了标准化模式。先生认为，在辨证施治过程中，从识病到服药必须把握十三步方法，否则要想取得很好的效果是很难的；反之，如果遵照了十三步方法去做，则可以取得桴鼓之效。

先生认为临证时，第一步就是要识病，即首先要认识疾病。《儒门事亲》说"专泥药性，决不识病……识病得法，工中之甲"。识病的方法主要是将四诊所获取的资料，加以分析推理，由此及彼，由表及里，去粗取精，去伪存真，如此方知其究属何病。第二步便是要审证，审证就是要以八纲为宗，辨其阴阳、表里、虚实、寒热。第三步求因，就是要在审证的基础上进一步觅求发生本证的原因。第四步是确立治法治则，即施治，根据其辨证的不同，分别施以不同的治法和方药。第五步遣方，治疗原则和方法已定，先生认为选方也是很重要的一环，如果选方不当，则很难收到满意效果，同时也很难加减化裁，更说不上理法方药丝丝入扣了。因为每一个方剂都有它的适应证和应用范围，如果遣方得当，则疗效上佳。处方选定，疗效的高低全在第六步药味的加减，这一步是处理疾病过程中最重要的一步。同是一个证型，用相同的方剂，彼用之有效，尔用之无效，其奥妙就在于加减是否恰当。第七步的选药则是对加减的补充和完善，最好选择一举多得、疗效好、副作用少的药物。第八步定剂量也是取效关键，当视病家之壮弱、病情之轻重、病程之新久、病势之缓急，合理确定药味的剂量。第九步至十一步的炮制、配方、煎药则是药房的职责，第十二步、十三步的服药、护理与饮食宜忌为病家须知，先生亦较为重视，更不费言辞，谆谆嘱托。如此得效十三步，面面俱到，法之确效。先生笃信，治病如行军攻城，只有步步为营，方能"步步为赢"。

2. 辨时论治，合以身形

在中医学各种辨证体系中，时间辨证独具特色，然而"医道之难也，而其最难者尤莫甚于知时辨证，辨体识法"（《时病论》），儿科宗师钱乙在《小儿药证直诀》中言"八九月间，肺气大旺，病嗽者，其病必实，非久病也……十一月十二月嗽者，乃伤风嗽也……若五七月间，其证身热痰盛唾黏者，以褊银丸下之。有肺盛者，咳而后喘，面肿欲饮水，有不饮水者，其身即热，以泻白散泻之"，指其大略。纵观历代医籍关于时间辨证，大多虽著于书，但零星散乱，虽载以法，却又不明之以理，今人更缺少明确的临床调查统计加以验证，使其至今未得到应有的重视和发展。先生痛感于此，乃潜心研究古籍，搜寻整理，孜孜汲汲，深入临床，审岁气以察太过不及，辨季节以论时气变化，问时辰以分虚实寒热，同时参以外感辨运气，内伤审时辰，总结出行之有效的时间－病证辨证法，并无私向同行后学讲授。

临床运用时间辨证结合八纲辨证、脏腑辨证等其他辨证方法，能够事半功倍。

3. 肺脏尤娇，顺其宣降

先生重视中医儿科理论对疾病诊治的指导，尤其对小儿肺系生理病理及治疗有独特见解。结合历代医家对小儿体质特点的认识，先生深刻领会"天地之寒热伤人也，感则肺先受之""娇肺遭伤不易愈"及肺"难调而易伤"（《育婴家秘》）的理论内涵，结合长期的临床实践，提出了小儿"肺脏尤娇"的论点，认为在治疗中应注意：攻击之剂不可太过；如不解表，则表邪不散；如发散太过，又有损肺虚之变；表邪未解不得妄补，妄补则有邪气留恋之虞；同时，不得妄施酸涩收敛，否则缠绵难愈。

肺位最高，为五脏之华盖，羽翼诸脏；肺主治节，五脏气机皆随肺之呼吸而升降出入有节，故肺脏受损，常及他脏，故他脏之病亦常治肺。如小儿泄泻之发生，虽责之脾胃运化失职，但由于脾胃的升降与肺气之宣发肃降息息相关，若娇肺受邪，宣降失司，则脾胃运化更受其损，使由脾胃化生的精气不能按常道"上归于肺"而反下行大肠即为泄泻。且泄泻外因与湿邪关系最切，有"湿多成五泄""无湿不成泄"之说，而肺为水之上源，邪犯于肺则上源之水不能正常下行膀胱，终致水湿内阻，内困脾胃而为泄泻。可见这类泄泻的发生虽有脾不升清之机，实因娇肺宣肃失司，累及脾胃所致。正如《石室秘录》所载："盖肺元清肃下行，始上吐而下泻。"外邪犯肺则更易导致小儿泄泻的发生，治疗时，除消食化积、和中渗湿及健脾渗湿、温补肾阳之常法外，还应重视疏风宣肺、化湿和中法的应用。叶天士《临床指南医案·幼科要略》云："肺金清肃之气下降，膀胱之气化通调，自无湿火、湿热、暑热诸证。"《温病条辨》亦云："轻开上焦肺气，盖肺主一身之气，气化则湿亦化也。"故用辛凉解表汤加味或在辨证论治基础上佐以辛凉宣肺化湿法治疗小儿泄泻，可取得事半功倍之效。应用辛凉解表汤治疗小儿泄泻时，应具备以几个下条件：①此类患儿常有衣着不慎，感受外邪病史；②起病较急，病程多短暂；③除泄泻外，其大便多色黄夹有泡沫，且有鼻塞流涕或咳嗽等肺系伴随证。有是证用是法，方能有的放矢，效如桴鼓。

对于小儿脱肛，传统理论普遍责之中气下陷，先生通过临床观察认为与肺有关，由于小儿感受外邪易于化热伤津，导致肺热阴虚，肺为水之上源，且与大肠相表里，可导致大肠津伤失润，大便难下，临厕努挣以致肛脱不收；且大肠为魄门，糟粕所出，与气机升降息息相关，如肺脏受邪，宣降失司，则大肠传化之功受到影响，亦可致脱肛。治以清肺养阴，譬如高处注水则水流低处，肺阴得养，则大肠得润；且肺阴得养，能复宣降之职，大肠气机得以顺畅，可免临厕努挣，肛托不收。用于临床往往收到满意疗效。

4. 蜀多湿热，因势利导

成都地处西南，又为盆地，气候多温暖潮湿，湿热为多。小儿纯阳之体，感邪易从火化，四川饮食习惯偏辛辣，易生湿热，内外相引，故临床湿热证常见。在诸病湿热证的治疗中，可用宣上、畅中、渗下的方法，因势利导，分化湿热，使湿祛热孤。

如高热患儿出现日晡发热，身热不扬，流涕咳嗽，头昏身重，胸痞不饥，渴不思饮，小便短少，唇舌色红，舌苔白或黄厚腻，脉象濡数等湿热表现时，以化浊宣痹、清热渗湿为法，方用加减木贼宣痹汤。

小儿湿热咳嗽常见咳嗽痰多，或咳则干呕，或鼻流浊涕，胸痞腹胀，唇舌色红，舌苔白腻或黄腻，脉象濡数等症，此为湿邪阻遏中焦，伤害脾阳，脾气不运，则水湿不化，湿邪久羁则郁而为热，湿热上蒸，则手太阴气分郁闭，肺气闭郁，不得宣畅，而致咳嗽流涕；湿化为热，水化为痰，热痰上壅，故有痰多而稠；清阳膹郁，浊气不降，故见咳而干呕；湿阻中焦，气机不利，故有胸痞腹胀，食欲减退；中阳不运，浊湿上蒸，故见舌苔厚腻等证。治宜苦辛通降，轻宣肺痹，选用宣痹汤、苇茎汤之类。如见舌苔白厚而腻，湿邪偏盛者，可加半夏以燥湿祛痰；若见舌苔黄厚而腻，痰黄而稠，热邪偏盛者，可加黄芩以清肺；如咳嗽呕恶，痰多如涕，自利尿短，汗出口干，胸膈痞闷，舌苔灰白，湿热交结者，选用杏仁滑石汤，以清热燥湿。

时时留意分化湿热，给湿以出路，同时适当苦寒折热，双管齐下，治疗湿热证常常收到良好的效果。

5. 哑科纹诊，预参其后

先生临证重视指纹检查，对于指纹诊法的起源和临床应用有独到见解，可谓发前人之未发。先生认为小儿指纹诊法不是起源于钱乙，而是起源于唐代王超所著《仙人水镜图诀》，而现存医书记载指纹最早的是刘昉编撰的《幼幼新书》。小儿指纹诊法的理论是《内经》诊鱼络的发展，察指纹与诊太渊脉有异曲同工之处。指纹形态与病情轻重有密切关系，而与病证种类无关，其浮沉、颜色、淡滞及三关对临床都有诊断价值。

（1）辨形态

自现存儿科医书《幼幼新书》最早记录指纹形态以来，历代医家愈演愈繁，汇集各家所录，各有相同和相异。指纹形态在临床肯定是有其实践价值的，根据历代著录，多以纹形确定疾病种类，但其纹形主病又各家说法不一，可谓"仁者见仁，智者见智"，因而纹形主病就显得十分紊乱。根据多数学者的意见，指纹形态对于疾病种类的诊断无意义，先生认为这种看法是正确的。指纹形态主要在反映病情轻重程度上具有一定的意义，一般病情轻者纹少而直，病情重者纹多而曲。纹多者多曲，大多达气关，或过气近命，病情危重者多见；病情由危重转轻，纹数也由多变少，由曲变直，或纹曲的程度减轻。这一论点是符合临床实际的。

（2）辨浮沉

历代医家多以指纹的隐（沉）露（浮）来辨别表里，以纹浮主表，纹沉主里。先生据临床实践，发现这也不是绝对的，因为指纹的隐显要受年龄大小、体质强弱、气候寒热和食指掌侧静脉的粗细长短所影响。一般年龄愈小，皮肤愈嫩薄，指纹则愈显，年龄愈大，则与此相反；体质壮实的小儿，皮下脂肪多厚，指纹则多不显，体质瘦弱者则与此相反；冬令严寒，气候愈冷，则纹多不显，天气炎热则与此相反；食指掌侧静脉粗者，则指纹多显，静脉细者则多不显，这是与个体差异有关。所以纹浮主表，纹沉主里，应当结合全身症状综合分析判断。

（3）辨颜色

历代医家论指纹有红、黄、青、紫、黑、白和红黄相兼等七种颜色。以红黄相兼为正常纹色，以青色主风，黄主脾困，红色主寒，紫色主热，白主疳疾，黑主中恶（中毒）。先生据临床实践认为，实则红兼青者多为正常纹色，青兼红色多风，紫色多属热。古人说的白色，实则为淡红色，多主虚寒，深紫色进而为青黑色，多属中恶危候。纯白色和红黄相兼的指纹实则未见。西医学研究认为，指纹颜色的深浅与血内含氧量的多少、血红蛋白的量和末梢循环的状态有关。从中医学的角度讲，指纹颜色还与体内寒热的多少有关系，如寒甚者纹色必浅，热甚者纹色必深。但青黑指纹为特例，一般是病情重笃的标志。所以先生认为《幼幼集成》以红紫辨寒热，是有其实践意义的。

（4）辨淡滞

指纹的淡滞是就血液之浓度而言，非指色泽之暗淡。凡指纹推之活动流畅者即是淡，如推之滞涩不活、流动不畅者即是滞。《幼幼集成》以淡滞定虚实，即指纹淡而流畅者属虚，滞涩不活者属实。所谓虚实，就人体而言，是指正气之强弱，就病情而言，是指邪气之盛衰。如果正气虚弱，气血不足，则指纹推之流畅，所以纹淡者属虚，如体质强壮，营血充盈，加之病邪亢进，邪气旺盛，则指纹推之滞涩不活，故纹滞者属实。当然指纹的淡滞也直接受寒热的影响，故一般纹淡者多属虚寒，纹滞者多属实热。

（5）辨三关

古人认为纹见风关病轻，纹见气关病重，纹见命关病危，透关射甲为大危。先生认为，一般说来这是符合临床实际的，但亦非绝对，有纹不致命关而病危者，有纹过命关而竟病轻者。但必须明确，纹过命关或透关射甲而病危急的概率显著增高是肯定的。病势愈恶化，末梢血液循环亦愈迟缓，小静脉淤血显露的范围愈大，甚至通关射甲，危在旦夕，这是基本符合客观实际的。

6. 望舌审苗，探微见著

《灵枢·本脏》云："视其外应，以知其内藏，则知所病矣。"苗指舌为心之苗，心为五脏六腑之大主，脏腑与心之苗的关系甚为密切。脏腑有病，多从心之苗反映出来，先生认为望舌审苗是儿科诊断的重要方法，其在临证时尤重舌诊。舌通过经络直接或间接与许多脏腑相关联，且小儿舌质嫩，一有变动，舌、苔之变化反应最为灵敏，通过观察舌体、舌质和舌苔三方面的变化可以判断寒热、虚实、表里和脏腑的病变。

先生临证数十年，积累了完善的舌诊经验。他认为，正常舌体柔软，活动自如，淡红润泽，有薄白苔；舌体胖嫩，舌边有齿痕者多为脾肾阳虚；舌体干瘦，津少有裂纹者多为阴虚；舌体淡胖起裂纹者多为气血两虚；舌体肿大，色青紫者多见于中毒；急性热病，舌短缩干绛者则为热盛津伤，经脉失养而挛缩；吐舌者多为心热所致；弄舌者多大病之后，心气不足，亦有智力障碍；木舌者多心脾积热；舌上溃疡者称舌疳，是心火上炎所致。舌质淡红为正常，淡白为气血亏虚，舌红少苔或无苔为阴虚火旺，紫红或紫暗为气血瘀滞，绛红有刺为热入营血；舌起粗大红刺如梅者为烂喉痧。舌苔薄白为正常，新生儿舌红无苔，乳儿的乳白苔亦属正常；苔色白为寒，黄色为热；白腻为寒湿，黄腻为湿热；伤乳食常为厚腻苔；舌苔花剥，状如地图者多属阴虚；苔厚腻垢浊者又称霉浆舌，多为宿食；此外，因吃某些食物、药物而使舌苔被染，当属假苔，不是病态。先生重视舌诊，善于舌诊，有时可仅凭对舌象的独到分析而用方取效，可谓技高一筹，旁人莫测。

7. 药取稳妥，效求神速

在先生数十年的医疗实践中，结合历代医家对小儿体质特点的认识，深刻领会"孩子气脉未调，脏腑脆薄，腠理开疏"（《颅囟经》），"易虚易实，易寒易热"，处方用药不可偏颇，在临床诊治中逐渐形成"药取稳妥，效求神速"的个人风格，常以看似平淡的方药取得独特疗效。

先生认为平淡常用之方，欲得奇效，途径有二：一在药量轻重搭配，二在辨证准确无误。例如小儿哮喘发作期以风热证为多见，用麻杏石甘汤加减。而运用本方效与不效，全在麻黄、石膏两味药的轻重配伍、药量进退之间。其他证型亦当辨证准确，如大便秘结，舌苔黄，是属痰火，改用仲阳葶苈丸；湿热哮喘当清热渗湿，化痰降逆，用《备急千金要方》苇茎汤加黄芩、滑石、杏仁、陈皮、法半夏；痰湿哮喘，当化痰祛湿，用六安煎合三子养亲汤；肺燥阴虚，当润肺清燥化痰，用清燥救肺汤。若唇红舌红、舌苔薄白，而无流涕喷嚏等症则是肺热夹痰，用定喘汤。凡此种种，必辨证准确，立方遣药方能无误，平常之方才能获得奇效。

学术传承

川派中医药名家系列丛书

肖正安

　　先生治学严谨，不仅对于学生要求严格，自己更是以身作则，无日不读书，风雨无阻。有时他诊务实在繁忙，无暇读书，便在次日补上，一直坚持这一习惯，直到去世，留下一大批做着工整眉批的线装医书。先生在重视理论学习的同时十分注重临床实践，鼓励学生勤于思考，勇于实践，知行合一。常言"纸上得来终觉浅，绝知此事要躬行"，教诲学生不可道听途说便自满自足，知识只有经得住实践检验方是真知，本事只有经得住实践检验才是真本事，要做个有真知、有真本事的人。在儿科教学中，先生逐渐积累了一整套娴熟且富有个人特色的教学经验。他备课一丝不苟，课堂讲授深入浅出，说理透彻，给学生有联想的余地，而且语言形象生动。凡听过先生讲课的学生，都觉得对课堂内容印象深、记得牢，不易遗忘。临床带教方面，先生态度认真，要求学生自己写病历，并且一一审查这些病历。如果他发现学生在诊断、用药上有问题，都要逐一认真地批改，然后再为学生详细讲解，诊断经验、理法方药、服药禁忌等莫不包括。由此，学生真实地获取了先生的临床经验，继承了先生的学术专长。

　　成都中医药大学中医儿科教研室是发展和繁荣蜀中地区中医儿科学术事业的中坚力量，作为成都中医药大学中医儿科教研室的创建者之一，先生始终致力于大四川中医儿科学术事业的传承与发展。"追求真知识，历练真本事"，一代又一代负责教研室工作的继任者无不将此牢记在心，并通过实际的工作和学习影响着身边的每一个人。新时期，教研室工作蓬勃发展。2012 年，教研室成功获评四川省重点学科和重点专科，使得中医儿科事业的传承与发展登上了新的高度，迎来了新的契机，同时也站在了新的起点。下面介绍一下在先生之后担任教研室负责人，通过开展教学、临床和科研工作传承肖正安学术思想的后继之人。

　　苏树蓉教授，为先生首届硕士研究生，曾任成都中医药大学中医儿科教研室主任、中华中医药学会儿科专业委员会理事、全国中医高等教育学会儿科教育研究会常务副理事长、第十一届成都市政协常委、成都中医药大学侨联主席。苏教授重视带习临床工作，突出中医基础理论对临床的指导，以中医特色显著的临床治疗方法、简练实用的方药强化各类学生的中医临床理念，主持省科委课题"小儿体质分型与免疫变化关系的研究"获1996年四川省科技进步二等奖，主编多部高等院校中医儿科教材并多次获奖，在小儿体质理论和小儿哮喘方面为发扬和传承先生的学术思想做出了重大的贡献。

刘小凡教授，博士生导师，曾任成都中医药大学中医儿科教研室主任、全国中医药高等教育学会儿科教育研究会副理事长、中华中医药学会儿科专业委员会常务理事、四川省中医学会儿科专业委员会副主任委员、四川省中医管理局学术和技术带头人、成都医学会第七届儿科专业委员会委员、中国哮喘联盟成员、四川省医学会呼吸专业委员会哮喘学组委员。刘教授主要进行肺系疾病和支气管哮喘的防治研究，先后承担各级课题6项，发表论文10余篇，主编、参编专著5部，擅长呼吸系统疾病的诊治及科研，尤在哮喘专病防治方面成绩突出。

常克教授，主任医师，博士生导师，四川省名中医，四川省中医药学会儿科专业委员会主任委员，四川省中医药管理局学术和技术带头人，四川省中医儿科学科带头人，国家中医药管理局首批全国优秀中医临床人才，四川省人事厅专家评审（评议）委员会委员、中医与中西医高级职称评审委员，原国家食品药品监督管理局新药审评委员，国家中医药科技成果评审专家，四川省科技厅、重庆市科学技术委员会、成都市科技局科研项目评审专家，世界中医药学会联合会儿科专业委员会常务理事，中华中医药学会儿科专业委员会、中国中西医结合学会儿科专业委员会、全国中医药高等教育学会儿科教育研究会常务理事，四川省医学会、中医学会及医师协会儿科常务委员，成都中医药大学学位评定委员会委员；《中华中西医杂志》常务编委，《中华现代儿科学杂志》常务编委，《成都中医药大学学报》编委，主编教材《中西医结合临床儿科学》，独著四大经典与临床应用特色性著作《中医病证治验条辨》；获省市科技奖两项，发表论文60余篇，培养硕士、博士生60余人，作为国家级或省级师带徒导师招收弟子10余人；现任成都中医药大学儿科教研室主任及附属医院儿科主任，教研组在其带领下通过了全国中医资格教学认证，中医儿科学学科已先后获评省级以上的重点学科和省级重点专科。

1989年，先生退休后，仍"老骥伏枥，志在千里；烈士暮年，壮心不已"，希望继续为巴蜀一方的儿童健康事业出一份力、担一份责，遂于1990年的"六一"国际儿童节，携子肖劲松、肖量创建正安堂肖氏儿科诊所，并在成都设四个门诊部。在"秉承传统，特色儿科，光大中医"的理念指引下，正安堂肖氏儿科凭借可靠疗效不断扩大其影响力，成为成都儿科界的"老字号""金招牌"，赢得了当地百姓普遍赞誉。先生仙逝后，其子肖劲松、肖量医生继承先生遗志，造福一方儿童，使正安堂肖氏儿科的牌匾不褪色，展光彩。肖量医生为使先生的学术思想不断流、永奔腾，又创立了肖氏儿科医院，在更大的规模、更宽的领域、更高的水平上继续为儿童健康事业做出贡献。

肖量医生为先生幼子，主治医师，毕业于成都中医学院，前后随父学医30余载，深得其父薪传。他在传承的基础上，积极参加学术交流，学习和吸收各家医学知识及临床经验，对小儿热病和肺系、消化系、肾系常见病、疑难疾病均有深入的研究，多篇论文被四川中医药学会评为优秀论文。1991年，由其整理的肖正安经验方在中国医药科技出版社出版的《中国名医名方》中发表。2001年至今，他先后当选为四川省中医药学会中医儿科专业委员会第五届、第六届委员。父亲肖正安仙逝后，肖量被百姓誉为"肖小儿"。

肖劲松医生为先生的长子，开设肖氏儿科同仁路诊所和双林路诊所，深得其父真传，在防治儿科常见病和多发病方面做出了较大的贡献。他擅长儿科发热病、咳嗽病、消化病等多种常见与疑难疾病，也被老百姓称作"肖小儿"。

此外，先生培养的学生遍布全国，他们继承先生衣钵，很多都是当地中医儿科的中坚力量和栋梁之材。他们活跃在全国中医界的各个领域，有的甚至走出国门，造福世界，在中医儿科的舞台上，展现了川派中医的风貌，也做出了积极的贡献。

马丙祥教授，为先生最后一届硕士研究生，现为硕士研究生导师，河南省优秀青年科技专家，中国残疾人康复协会中医康复专业委员会副主任委员、小儿脑瘫组组长，中国康复医学会儿童康复专业委员会委员，中华中医药学会儿科分会委员，国家中医药管理局优秀中医临床人才，河南省中医管理局"112"人才临床专家，河南省中医药学会儿科专业委员会秘书，郑州市科普作家协会会员，河南中医药大学第一附属医院儿科三区主任医师、儿童脑病诊疗康复中心主任。马教授在国家级、省级期刊及学术会议发表学术论文30余篇，主编专业著作多部，主持科研项目多项并多次获奖，专攻小儿神经精神疾病的研究，在小儿脑瘫康复方面取得了显著成绩。

　　肖世武教授，曾任成都中医药大学附属医院副教授，副主任医师，现任加拿大中医研究院中医系主任，加拿大注册针灸师、注册推拿按摩师，教授中儿科及经典著作，并在城南、城北专家门诊分别接诊患者。肖世武教授毕业于成都中医学院，1988 年即获中西医结合儿科医学硕士学位，任职附属医院儿科副教授，副主任医师，行医 27 载，具有丰富的诊断治疗经验。曾参与"七五"国家重大科技攻关计划课题，领衔主持多项省级、院级科研项目，参与硕士研究生临床指导，成功参与筹建中国西南部最大哮喘及过敏性疾病治疗中心，1998 年荣获四川省中医管理局"跨世纪中医精英人才"称号。多次受邀赴国外工作讲学，参与培训来自美国、加拿大、日本、韩国、英国、法国、德国及以色列等国家的中医师、针灸师上千名，作为以色列雷德曼中医学院、特拉维夫大学中医学院名誉教授，成功主持创建其中医儿科治疗中心，失眠、抑郁、痛症、风湿性关节炎、糖尿病专科，癌症防治中心，月经病及更年期病、不孕症中心。曾在以色列工作 10 年，其间深得患者、学生及同事好评。

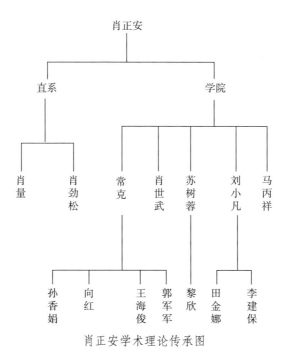

肖正安学术理论传承图

川派中医药名家系列丛书

论著提要

肖正安

先生力斥偏门，推崇正学。先生的一生是勤于治学，躬耕不倦的，始终坚持"开门问疾苦，闭户阅沧桑"，发表了数篇总结课堂教学经验，经得起儿科临床实践检验的学术文章，深得业界同人肯定；晚年仍不顾"桑榆景迫，精力日衰"，卧于病榻，著书立说，其著有多种，其中《四言医学》《中医儿科学》（四川科学技术出版社）《五言药性歌诀》流传较广，影响颇大。

一、论文分类

1. 理论阐释

先生非常重视基础理论对临床的指导作用，始终坚持理论源于临床，临床深化理论。在多年的行医与教学工作中，先生发表了多篇在中医儿科学界有深远影响的、符合临床实际的理论文章，主要涉及小儿生理特点、小儿病理特点、小儿病因特点、儿科诊法特点、儿科辨证特点、儿科用药处方特点等六方面内容，详细阐述了中医儿科学基础理论及其临床意义，并用精辟的语言对每一项内容进行总结、概括，以便于学生理解和记忆。

（1）小儿生理特点为"阴阳有多少"与"阴阳都不足"

先生根据古人对"稚阴""稚阳""纯阳""稚阴未长，稚阳未充"等小儿生理特点的论述，通俗易懂地将小儿生理特点归纳为"阴阳有多少"与"阴阳都不足"两方面。

①首从数学化的模式提出了"阴阳有多少"

小儿的阴与阳有多有少，先生觉得这样回答更确切：阳比阴要旺些多些，阴比阳要少些弱些。年龄愈小，愈见明显。先生是从《颅囟经》"凡孩子三岁以下，称为纯阳"，以及朱丹溪《格致余论·慈幼论》"人生十六岁以前，血气俱盛，惟阴长不足"得出此结论的，综合起来就是人们常说的"阳常有余，阴常不足"，也就是阳多阴少。

这一论说体现在临床有下面这些具体表现。

其一，小儿自初生至成年，无时无刻不在生长发育，年龄愈小，发育愈快，生机愈旺盛，最富生长能力。小儿的这种长势主要体现在阳的方面，阳有欣欣向荣之象。此也可解释小儿的体重第一年可长 8kg，以后每年长 2kg 这一现象。

其二，要生长就得有供给，生长发育越迅速，对水谷精气的需求就越迫切。生长发育的动力是阳，水谷精气的供给是阴，阴精供应不足，则相对地表现为阴的不足。阴不足，临床上就可表现出阴不及阳、阴不制阳的局面。

其三，小儿外感，六淫之邪易从热化，临床上易见化火生风的病机，出现高热、抽搐等病证。这就是阴液不足，阳气偏旺，阴不制阳的具体表现。其实前人也有论述，叶天士在《幼科要略》中就有"襁褓小儿，体属纯阳，所患热病最多"就得出这样的结论，从先生的体会中我们也感觉到后人只在发扬而已。

其四，小儿未长成人，肾精不足，天癸未至，亦体现为阴的不足。阴不足，阳即相对偏旺。所以钱乙以金匮肾气丸减去桂附，专为小儿肾虚，尤其是肾阴不足而设。如今临床六味地黄丸之用，证明了此理论之正确。先生解读这种理论，如《冯氏锦囊秘录》所说："天癸者，阴气也，阴气未至，故曰'纯阳'之理。"

理解古人所谓的"纯阳"是掌握小儿生理病理的关键。纯，是相对的，绝对的纯是没有的，因而"纯阳"为阳多阴少，不能理解为纯阳无阴。

②再从哲学化的模式表明了"阴阳都不足"

从小儿体内的阴阳比较来看，二者有多有少，这是相对的，也是小儿生理特点的一个方面；如以阴阳相从来看，二者又都显得不足，这是小儿生理特点的另一个方面。由于阴阳二气都不足，所以《冯氏锦囊秘录》首先提出了"稚阳"的论点，到了吴鞠通的《解儿难》又才提出了"稚阴"。按照"阳生阴长"的理论，鞠通提出的"稚阳未充，稚阴未长"的小儿生理特点应该是客观的。

先生认为"稚阴稚阳"的论点不是与"纯阳"的论点相对立的，也不是代替了"纯阳"，二者是一个问题的两个方面，结合起来则更加充实完善地阐明了小儿的生理特点。

阴，是指有形之质。长，即大、盛、善、余之谓。未长，即是说小儿的有形之质并不充实完善，小而不足的意思。所以"稚阴未长"即是指小儿一切肌肤、筋骨、脏腑、精髓、血脉、津液都很素弱不足，虽然发育迅速，但不充实完善，且患热病之后又易耗伤津液，化火生风。这就是先生所释"稚阴未长"的含义。

　　阳，是指无形之气。充，即长、高、美、满、备、实之谓；未充，即并不美满实备，未臻完善。所以"稚阳未充"即是指小儿体内的各种生理功能不健全，虽然生机旺盛，但并不充盈完善。故前人将小儿的阳气喻为"春令也，木德也，东方也"。所谓"春令、木德、东方"，都含有少阳之生之意。少阳，即阳气不充，亦是"稚阳"，假此以说明小儿的阳气并不盛实。这就是"稚阳未充"的含义。

　　故先生以"生机旺盛，不断发育，阳气有余，阴津不足，功能未备，形质娇弱"六句话，简明地概括了小儿生理特点的两个方面。

　　（2）小儿病理特点表现在受病、传变、机转、康复等四方面

　　先生根据前人对小儿病理特点的论述，在小儿受病、传变、机转、预后方面，结合《小儿药证直诀》的"五难"之说，首次提出了儿科病理诊断学上的"五难十易"，并着重对"十易"做了阐释。

　　①受病：易于感触，易饥易饱

　　儿科病证主要是外感和内伤，由于小儿肌肤疏薄，腠理不密，卫外功能未固，加之生活不能自理，不知"冷则加衣，热则除棉"，很难适应外界气候的变化，一旦护理失慎，六淫之邪则易从皮毛而入，造成毛窍闭塞，肺气失宣，而致恶寒、发热、咳嗽、喷嚏、流涕等外感证候，故石寿棠在《医原》中提出小儿"肌肤疏薄，易于感触"。

　　张子和在《儒门事亲》中提出"小儿初生之时，肠胃绵脆，易饥易饱"。小儿的脾胃脆弱，运化力不强，肠胃狭小，容物不多，而生长发育又特别旺盛，所需营养物质相对比成人要多，这与脾胃娇小、运化力弱的特点是一很大矛盾。因而为求摄取营养以供生长发育之需要，则易饥，可是肠胃狭小，容物不多，则易饱。狭小的肠胃，远远不能适应发育迅速所需之养料，故小儿多有内伤乳食而致呕吐、泄泻，乃至酿成癖积、疳积等证。

　　②传变：易于传变，易于伤阴

　　吴鞠通在《温病条辨·解儿难》中提出"小儿肤薄神怯，经络脏腑嫩小，不奈三气（暑、湿、热）发泄，邪之来也，势如奔马，其传变也，急如掣电"。小儿肌肤疏薄，脏腑柔嫩，发育未臻完善。营卫气血，经络血脉都很柔弱不足，不仅六淫之邪易于入侵，且受病之后，传变迅速，昨日在表而今可入里，朝在气而

暮可到血，有如奔马闪电之势。小儿的生理特点是阳多阴少，津液异常不足，六淫之邪易从火化，由寒化热极速。在病理变化上，阳热易亢，阴液易伤，无论外感、内伤，都易形成表里俱热、阳盛阴衰的证候。故石寿棠在《医原》中提出："稚阴未长，则脏腑柔嫩，易于传变，易于伤阴。"

③机转：易寒易热，易虚易实

小儿的生理特点是"稚阴稚阳"，又为"纯阳之体"，阴阳二气都相对不足，患病之后，既易从寒证转化为热证，又易从热证转化为寒证。尤其寒证转化为热证更为突出。

小儿肺娇脾弱，时行疫疠之邪易从口鼻而入，六淫之邪易从火化，其生理特点又为"纯阳""稚阳"，故在病理上更易出现实火阳热的证候；在病机转化上，寒邪易化热。如表寒易迅速热化入里，形成痞满燥实的阳明腑实证，成为阳热亢盛，而致热盛生风等证。内伤乳食也易蕴结为热，乃致壮热抽搐等证；寒证误用或过用温燥，亦可迅速由寒转热。同时小儿的生理特点又是"稚阳"，虽然生机旺盛，但其阳气并不充备，因此在病理变化上则易于阳竭转寒。如小儿急惊，本为实热证候，当其邪正交争，正不胜邪时，瞬即转为面色苍白、肢冷脉微的虚寒证候；亦有实热证误用或过用寒凉清下，很快转成下利厥逆的里寒虚证。

小儿机体柔嫩，抗病能力薄弱，邪气易于泛滥，使病势嚣张。如外寒入侵，易致恶寒、发热、无汗、头身疼痛等表实证；外感风邪，也易出现壮热、喘促、大便秘结等里实证；乳食停滞，则又易致肠腹胀满、疼痛拒按等实证。这是易实的一面。另一方面，小儿脏腑嫩弱，形气不足，正气易被邪气击溃，或被药物所伤而成虚证。如外感风邪，或表寒过用辛温发散，都可造成卫外不固的表虚证；乳食积滞，过用消食攻伐，即可酿成泄利不止，迅速转成脾肾两虚的证候。

④预后：易于康复

儿科疾病虽有上述"易寒易热""易虚易实"等不利因素，但有许多有利条件：脏气清灵，活力充沛，对药物的反应敏捷；病因单纯，且少劳损；更无色欲；忧思较少，病虽严重，很少怒现；生机旺盛，不断发育，病虽有损，修复力强等。如能诊断无误，辨证准确，治疗及时，处理得当，用药合理，护理适宜，疾病治愈则比成人迅速。

（3）小儿的病因病证特点

先生高度总结了小儿病因病证的普遍规律，提出了小儿病因的三大特点，又从两方面概括了小儿病证。

①藩篱尚弱，元气未充

小儿肌肤疏薄，腠理不密，卫外功能未固，寒冷衣不能自理，因此，六淫之邪则易从皮毛而入，侵犯肺气，外感疾病甚多；再者小儿的元气不足，抗病能力极差，特别是半岁以后，在母体所获得的先天抗病能力逐渐减弱，因此时疫疠气则易从口鼻而入，而致多种传染病的发生。

②胃小脾弱，心智未全

小儿胃肠狭小，脾气不足，功能很不健全，运化力弱，加之乳食不知自节，但求一饱，因此，易被乳食所伤，而致积、滞、吐、泻，甚至发展成疳积等证；又，小儿神志发育未臻完善，心胆不全，胆怯神弱，不能忍受外界突然的强烈刺激，因此，凡目触异物，耳闻异声，都可因惊恐、客忤而发生猝然惊搐等证；同时，小儿的神志发育逐渐完善，思想意识不断发展，社会知识也在不断丰富，加上家庭和周围环境的影响，因而喜怒忧思等七情病也可发生，有的一旦发生则很难痊愈。许宣治的《许氏幼科七种·治验》中也说："其有丧父失母，悲哀忧虑而成病者，有断乳思虑而成病者……至于惊恐……小儿最多……俗谓小儿无七情，此谬谈也。"

③年少贪玩，弱于防备

小儿年少无知，知识面窄，且无生活经验，容易发生意外，如跌仆落水，汤火烫伤，刀、针、虫、兽所伤等都是常见的，亦有暗地饮酒中毒，甚则致死者，此亦不可不慎。

④胎养易病，疫疠易感

小儿因先天禀赋不足，或后天营养失调，或胎孕调摄失宜，或产后护理不慎，易发生成人所未有而小儿所独见的特有病证，如解颅、囟陷、囟填、五迟、五软、五硬等先天禀赋不足有关病证，鸡胸、龟背、鹤膝、疳积等后天营养失调有关病证，胎热、胎毒、脐风、脐突、脐疮、脐血、马牙、鹅口等与胎产护理有关病证。有些疫疠之疾，虽成人也不能完全幸免，但主要还是见于小儿，所以也是小儿病证独具的特点，如麻疹、风疹、奶麻、水痘、疫喉痧、顿咳、痄腮、湿温瘘痹（脊髓灰质炎）、流脑、乙脑等。

⑤肺脾肾虚，心肝脏实

先生根据小儿五脏生理"三不足，两有余"的特点，结合多年临床实际，提出了肺娇易病、脾弱易伤、心热易惊、肝热易搐、肾虚易损的进一步阐述。

肺娇易病即小儿的肺脏尤其娇嫩，外邪易从皮毛、呼吸而入，直接或间接导致肺气治节失调而产生疾病，所以儿科临床的伤风感冒、咳嗽、哮喘、肺炎等病证甚多。脾弱易伤即小儿由于脾胃脆弱，运化功能不足，如果生冷乳食不当或不节，过饥过饱（饥则伤胃，饱则伤脾），都可致脾胃运化失常，升降失调而产生伤食、呕吐、泄泻、疳积等证。心热易惊、肝热易搐即小儿为"纯阳""稚阴"，热病最多，邪易深入而陷入心包，心主惊，肝主风，心热为火，木火同气，故最易出现壮热、惊、昏迷等证。小儿的阴液不足，热易耗津，柔不济刚，筋脉失养，可致抽掣抽搐，角弓反张等证。肾虚易损即小儿肾气常虚，精髓未充，骨气未成，如喂养调护失宜，则易患五迟、五软、鸡胸、龟背、囟陷等证。如肾阳不足，膀胱不约，或脾气虚衰，土不制水，也易患遗尿、尿床等证。

（4）儿科诊法

四诊不全具备、以望诊为主、年龄不同则内容殊异和指纹为儿科诊法特有的四大特点。

①望闻问切，不能全备

儿科之难，不难于治疗，而难于诊断，莫过于"四诊"的运用不全。小儿不会语言，不能陈述自己的病情，年龄稍大，虽会语言，但又缺乏表达能力，往往词不达意，或以饥为渴，或以痒为痛，语不足信，此在问诊上即不全备。再则小儿有病，多半畏医怯药，尤惧针砭，每于临诊，常多啼叫，从而使声色俱变，望闻失真，营卫不偕，气血变乱，脉息难平，且小儿臂短，难分三部九候、二十八脉。

②藩篱嫩薄，以望为主

《幼科铁镜》说："五脏不可望，惟望苗与窍，小儿病于内，必形于外，外者内之著也，望形审窍，自知其病。"小儿皮肤嫩薄，凡是外感六淫，内伤乳食，疫疠传染，以及脏腑失和，或阴阳、气血、营卫偏盛偏衰等病变，都易从皮肤、黏膜、五官苗窍等各部反映出来，即"有诸内，必形其外"。

③年龄不同，内容殊异

先生常说，诊视不同年龄的小儿，即有着不同的表现和内容，墨守一规是做不好儿科医生的。小儿自初生至成年，都处于一个不断生长和发育的过程，无论机体形态、脏腑功能还是精神意志，都在向成熟完善的方面发展。例如"脐风""胎黄""脐湿""脐疮"，以及"苔赤""胎寒"等证，只见于初生婴儿。健康的初生儿，除了吮乳以外，几乎整日处于睡眠状态；而小儿整日睡眠，则不是正常现象。一岁半以内的婴孩，前囟未合，即可诊视囟门，察其突、陷、软、硬、宽、窄等以判断疾病的虚实寒热；一岁半以上的小儿，则无囟门可诊，如有前囟宽大未合者，则属病态。不同年龄的小儿，其脉搏快慢也不同，如三岁以内小儿，脉搏一息六七至则属常脉，七八岁小儿，脉搏一息六七至则属病脉。又如麻疹、水痘等传染病，多在半岁以后发生，半岁以前很少感染。年龄小者，不下田或到疫水洗浴，则不至于感受血吸虫病及钩虫病等，年龄较大的小儿则与此相反。

④指纹诊法，儿科特有

指纹即是食指内侧（靠近拇指一侧）所显现的脉络，从经脉的起止看，知其指纹乃手阳明之正脉，又得手太阴之旁支，以交通营卫，与太渊脉气相通，故三岁以内的小儿，诊指纹即与诊太渊脉同义。指纹的部位分风、气、命三关，即食指近虎口的第一关节横纹为风关（寅位），第二节横纹为气关（卯位），第三节横纹为命关（辰位）。所谓"关"，即有"关卡""关口""关隘"之义，风、气、命三关，即是三个指节的代名词。察指纹时，先令家属抱患儿于阳光充足处，医者以左手拇、食二指，执患儿右手食指的尖端，再以右手拇指的内侧（桡侧）面，用力适中，从命关向风关（即从指尖到虎口）推按，如诊患儿左手，医者的手则与此相反，忌用螺纹或从虎口向指尖推按。

古来指纹有形态和色泽两种辨证方法，现在多采取后一种辨证方法，包括辨指纹的隐露、颜色、流动和长短四个方面。根据《幼幼集成》，以浮沉分表里，红紫辨寒热，淡滞定虚实，三关测轻重作为诊视指纹的辨证纲领。

（5）儿科辨证的"四着眼"

先生认为，儿科辨证方法与成人具有不同的特点，他结合数年临证经验，从儿科临床实际出发，率先提出了"儿科辨证四着眼"。

①着眼于望诊的资料

儿科诊法虽然仍以望、闻、问、切四诊所收集的资料作为辨证的依据，但小儿不会语言，他人代述病情，未必都是患儿最痛苦之处，且小儿在就诊时多不与医生合作，往往畏医而啼哭，由此而致声音、脉相变动失真，所以问、闻、切诊甚难，所得的资料多不可靠。故儿科的辨证特点之一是主要着眼于望诊的资料，即小儿肌肤柔嫩，凡内在疾病，都可从苗窍、颜色呈现出来，临床辨证，要特别注意面部的颜色和眼耳口鼻咽喉等部位的症状表现，以及唇舌的颜色，舌苔的有无、多少、厚薄与苔色、津液等情况，并结合指纹和其他症状与体征，来辨别疾病部位和疾病属性，最后找出主要矛盾所在，从而做出正确的诊断。

②着眼于寒热的辨识

任何病证都离不开"八纲"辨证的基础，然"八纲"虽以阴阳为总纲，但具体落实在表里上各有寒热，虚实上各有寒热，所以在儿科辨证上，在运用阴阳、表里、寒热、虚实的"八纲"辨证时，必须首先着眼于寒热二证。由于小儿是"纯阳""稚阴"之体，容易津伤液竭，热证偏多，因而在寒热二证的辨识上，必须准确无误，否则在治疗用药上则有"差之毫厘，失之千里"之谬。根据小儿热证偏多、易于伤阴的特点，对于有些似是而非、似寒非寒、似热非热或不偏寒热的病证要以热着眼，即对于此类病证，除了考虑寒热错杂之外，一般在治疗上应以热对待，这是以小儿的生理特点与临床实践作为指导的。实践证明，在儿科疾病中，热证大大超过了寒证比例，寒热错杂亦不乏例，所以《颅囟经》在所列 39 个处方中，属温热者仅 2 方，属寒凉者 11 方，寒温并用者 26 方，这是完全符合儿科临床实际的。年龄愈小则热证愈见突出，故该书以 3 岁以下小儿呼为纯阳，是有临床指导意义的。

③着眼于肺脾两脏

儿科辨证，在明确了寒热二证之后，还必须辨别病在何脏。钱乙的《小儿药证直诀》首先以五脏辨证为特点，万密斋在钱乙"五脏辨证"的基础上更有所发挥，他说："五脏之中肝有余，脾常不足肾常虚，心热为火同肝论，娇肺遭伤不易愈。"由此可知，小儿肝脏有余，常克脾土，心热为火，常刑肺金，而致脾肺两脏病证甚多。肝经心火，二阴交逮，则数小儿热病常见；肾主水而藏津液，小儿肾虚，即言其稚阴不足之意，肾虚则津液不足，津液不足则水不制火，火灼水亏则燥渴之病最多，金亦受其刑；肺为娇脏，小儿尤为突出，加之心火刑金，故小儿肺系病证多而难治。脾常不足，是指小儿脾胃脆弱，肠胃嫩小，运化力弱，乃被乳食所伤而致积滞、呕吐、泄泻、金、惊、疳等证。总观五脏各证，儿科临床最常见者莫过于肺系病证和脾系病证。肺不病则化源不绝，肾不虚则火有所制，见肝之病，必先实脾，脾不虚则生化不息，故在五脏辨证上，尤应着眼于肺脾两脏。

④着眼于传变规律

儿科辨证，当先识疾病的发生发展过程，则知病情的预后，着眼于病程发展规律，从而杜绝疾病恶化。由于小儿发育未臻完善，防御疾病的能力极差，尤易感染疫疠之气，时气温热疾病多。因此，卫气营血的辨证方法在儿科临床的应用甚为普遍。小儿脏腑娇嫩，传变迅速，尤其是疫疾的传变，有如奔马掣电之势，所以对于时疫疾病的顺传逆传规律，必须注意。凡按卫气营血的顺序，依次传变者，则为顺传。凡不按此顺序传变者，则为逆传，如叶天士言"温邪上受，首先犯肺，逆传心包"之类。因此，在儿科辨证中尤当着眼于顺传与逆传的规律。

（6）儿科用药特点

吴鞠通在《温病条辨·解儿难》中说"古称难治者，莫如小儿"，然小儿之难治，主要因其具有体质柔弱、易虚易实、易寒易热等生理、病理特点，因而在治疗用药上亦有它的特点，归纳起来，有如下几方面。

①细审虚实寒热，慎用寒温补泻

一般儿科病证，体质强壮者多实，实证多热，体质羸弱者多虚，虚者多寒。在治疗上，实热证多用清泻，虚寒证多用温补。由于小儿体质纯阳，病多新起，故儿科的实热证往往多于虚寒证，立法处方，必须遵循"泻有余，补不足"之旨。在对疾病的具体处理上，表实者宜解表，里实者宜攻里，发表攻里都不可过剂；阴虚者宜补阴，慎用苦寒，以免伐胃，化燥劫津；阳虚者宜温阳，忌用辛散，以免泄气伤阳。凡体虚者不得用泻，泻则耗伤正气，邪实者不得用补，补则邪气易于嚣张。小儿病证多有虚实并见，故多用先攻后补或攻补兼施的方法。凡小儿虚弱证、慢性病，只宜缓图，不必求速效，所谓"虚无速法，亦无巧法"；实热证、急性病，治宜以急，速战速决，必求药到生效，一般药后一天以内必须见效，即谓"药有对时之功""邪不速逐，则万害滋漫"。

②用药果敢审慎，尤须知药善用

儿科病证，每多暴发，尤其急性传染病，来势凶猛，如不果敢用药，则难收到治疗效果，乃致贻误病机。然而用药果敢又必须建立在辨证准确的基础上，只要辨证无误，当用则大胆用之，不要犹豫不决，姑息养奸。大病重病，须有直入之兵马，方能取得显著疗效。相反，如果辨证未定，则必须细心审慎，绝不能粗枝大叶，鲁莽尝试，冒昧猛攻。尤其寒热二证，必须辨识明确，寒者热之，热者寒之，否则寒者用寒凉药，热证用温药，则有"火上浇油""雪上加霜"之害。小儿病证，用寒凉药当慎，用温热药更要慎，即是说，用温热药的剂量宜小，用寒凉药的剂量相对稍大，万一误用，它的危害也相对比误用温热药小得多。治疗儿科病证，既要及时果敢，大胆用药，又要细心思索，审证求因。由于小儿的脏气清灵，对药物的反应特别敏感，而且脏腑娇嫩，津血不足，不耐攻伐，用药不当，易于损耗脏腑气血，故在治疗过程中，药物选择要精确，剂量轻重要适度，才能收到预期的效果。特别对于大苦大寒、大辛大热、大攻大伐及具有毒性的药物，应当慎重施用，不可轻试。有时，为了达到治疗的目的，上述药物又不得不用，关键在于用之得当与否，善用与不善用。如果用之得当，则有抢险救危之功，如果用之不当，其危害则不可估量，尤其含有大毒的药物，不得已而用之时，则须先从小剂量开始，不得轻易用大剂量。

③药宜精审，寒温适度

小儿具有形质娇弱的生理特点，所以用药不可过猛，过于峻猛则妨害生机。同时，小儿具有阴津不足的特点，故用药又不可过温，过用温燥则易耗伤阴液。一方面，小儿是"纯阳"之体，热病最多，因而用药多凉，遣方多寒，但小儿又是稚阳，阳气容易受伤，用药不可过寒，恐伤害生生之气。另一方面，小儿具有"易寒易热"的病理特点，一般在用温热药的同时，多半佐以清润，免伤阴津，在用苦寒药的同时，多半佐以芳化或甘温，免伤阳气。因此，儿科方剂以寒温并用者多。

总之，基于小儿生理、病理的特点，根据病情的需要，当用则用，但不可过剂，必须中病即止，用药到一定程度，邪气已经衰其大半，则可停服前方，待其正气恢复，再加以调理。

④不可多服药，切莫乱服药

小儿有病不可多服药，无病不可乱服药。正如汪广期所说："小儿勿轻服药，药性偏，易损萌芽之冲和；小儿勿多服药，多服耗散正气。"为父母者常为小儿服补剂或服清火药，已成为一种流弊，应当予以纠正。另一方面，如果小儿真正有病，又当及时医治，不可执小儿勿多服药、勿乱服药而失去治疗的机会。因小儿疾病传变迅速，如壮热不已，易成急惊；痰热壅盛，易生喘急；吐泻不止，易成慢惊；积滞不治，易成疳证。故小儿之病如不及时治疗，往往贻误病机，由轻转重，重病转危，此乃病家医家都应该注意的问题。

⑤处方宜守原则，剂量再添斟酌

一般儿科病的病因比较单纯，证情也不十分复杂，因而处方用药力求精简，要求以"药味少，剂量轻，疗效高"九个字为儿科处方原则。一般疾病，用药不宜太庞杂，每张处方以 8~10 味药为宜，力求集中药力，首先解决主要矛盾，其他次要矛盾即迎刃而解。关于儿科用药剂量，自古至今，尚无一定标准。临床必须根据具体情况，从患儿整体出发，考虑用药的剂量，如下几条可以作为儿科用药剂量的原则：年龄的长幼，体质的强弱，病情的轻重，药物的寒热及毒性的大小，服药的难易。如 3 岁左右的患儿，体质中等，病情一般，服药不甚难，亦不甚易，用一般金银花、连翘、桂枝、瓜蒌之类的药物，即可按成人的剂量，每用9g 左右；如年龄稍大或同年龄体质强壮，病情又重，服药也甚难者，其药量都要相对增大，若相反，则要相对减少。

（7）营卫气血的关系与实质

"营卫"与"气血"的关系，先生认为是有一定区别的，并非"营卫"就是"气血"，它是两种物质、四个方面。"气"与"血"是两种物质，"营"与"卫"是两种功能，分言之，它们是四个方面，合言之，它们又是一个整体。根据《内经》的原意剖析，"气血"是言其实质，"营卫"是言其功能，即"营"乃"血"之用，"卫"乃"气"之能。但虽然"营卫"与"气血"不能说成一个东西，而它们的作用又是相互关联不可分割的。正如《灵枢·本神》载"肝藏血，血舍魂……脾脏荣，荣舍意……肺脏气，气舍魄，肺气虚，则鼻不利，少气"，又《灵枢·营卫生会》曰"营卫者，精气也，血者，神气也……"及"壮者之气血盛，肌肉滑，气道通，营卫之行，不失其常"。更如《难经·三十二难》云"心者血，肺者气，血为营，气为卫，相随上下，谓之营卫，通行经络，营周于外"，具体说明其是相互为用，互相依存的。

先生指出"营"有"经营""营养"的意思，"经营"即是"营周不休，阴阳相贯，如环无端"，代表血液循环；"营养"即"以营四末，内注五脏六腑"，代表供给体内各部组织的营养物质。就"经营"而言，《灵枢·营气》曰："营气之道，内谷为宝。谷入于胃，乃传之肺，流溢于中，布散于外，精专者行于经隧，常营无已，终而复始。"又《灵枢·营卫生会》云："其清者为营，浊者为卫，营在脉中，卫在脉外，营周不休，五十而复大会，阴阳相贯，如环无端。"充分证明"营"是代表血液循环的意义，也证明了古人确实认识到血液循环是如环无端、无休止地担任起运输营养物质，供给体内各部组织的任务，保证各个器官的整体联系，从而实现对各生理活动的调节，这都是古人通过长期的观察和实践得到的。关于"营养"，《灵枢·营卫生会》云："中焦……所受气者，泌糟粕，蒸津液，化其精微，上注于肺脉，乃化而为血，以奉生身，莫贵于此，故独得行于经隧，命曰营气。"又《灵枢·邪客》云："营气者，泌其津液，注之于脉，化以为血，以营四末，内注五脏六腑，以应刻数焉。"文献中谈到"以奉生身""以营四末"足以说明《内经》上所谓的"营"是包含有"营养"的意义的，当时古人亦知道营养的来源是由摄取外界事物入胃，经过消化过程，得其精微者吸收入血，以供身体各部组织营养的需要。

"卫"乃气之精，它有"卫护""警卫"的含义。"卫护"即是维持人恒定的温度，调节机体一切内环境的平衡，以御外界寒暑的侵袭，保护人体能在复杂的环境下生存，这都是"卫"的作用。正如《灵枢·本脏》曰"卫气者，所以温分肉，充皮肤，肥腠理，司开阖者也"，又"卫气和则分肉解利，皮肤调柔，腠理致密矣"。又如《素问·逆调论》云"营气虚则不仁，卫气虚则不用"，亦符合临床实际。"卫"的"警卫"作用，是防御外界因素对机体的侵袭，不断接受外来刺激以发生反应，使机体不至于受到严重损害。如《灵枢·邪客》载"今厥气客于五脏六腑，则卫气独行于外"，又如《灵枢·营卫生会》曰"此外伤于风，内开腠理，毛蒸理泄，卫气走之"，此言人体受到外界风寒的侵袭，卫气则发起一种自然反应（发热）起保护作用，但若腠理过于开张，毛窍疏泄，卫气随汗而向外放散，即"卫气走之"。

先生指出"气血"之"气"是指的呼吸之气，是有形的，不同于其他无形之气。《内经》所言"气"包含甚广，古人以"气"来代表一切活动现象，它既指自然界的某些活动现象（如六淫之气等），也指人体内的一切生理功能（如心气、肝气、肾气等）。尽管"气"在某些方面是无形的，但在这里所谈的"气血"之"气"，是有一定物质基础的"气"。古人往往将"气"与"血"并提，必然指的是呼吸之气，非指所谓的元气、宗气、肝气、肾气等。如《灵枢·决气》云"上焦开发，宣五谷味，熏肤，充身，泽毛，若雾露之溉，是谓气"，很明显指出"气"是具备物质属性的。

关于"血"的本质，古今医家皆承认"血"就是我们人体的血液。《灵枢·决气》云："中焦受气取汁，变化而赤，是谓血"，又《灵枢·营卫生会》载"中焦受气者，泌糟粕，蒸津液，化其精微，上注于肺脉，乃化而为血"，指出了血液的来源和实质。

2. 临床经验归纳

在多年的临床工作中，先生潜心研究，认真总结儿科疾病的发病规律与治疗方法，发表了多篇关于儿科疾病证治规律的文章。先生强调辨证施治是治愈疾病的关键，极为重视中医儿科学理论对疾病诊治的指导，靠着独特的学术理论和行之有效的临床经验而独树医林。

（1）咳嗽辨治，独树一帜

咳嗽是儿科临床最常见的肺系疾病，由于小儿四诊不能全备，望、闻、问、切辨证困难，较大程度上影响了咳嗽的处方用药，故历代都有"诸病易治，咳嗽难医"的说话。因此，从各种不同角度，对小儿咳嗽进行辨证，无疑具有十分重要的意义。历代医家经过实践，创立了众多行之有效的咳嗽辨证方法，除已经有较为深入研究的临床广泛应用的脏腑辨证、病因辨证、气血津液辨证、卫气营血辨证等方法外，先生潜心研究古籍，深入临床，于咳嗽的时间辨证上独树一帜。

①明运气，测病因病位

中医运气学说认为，气象尽管复杂多变，仍是一个有特定秩序的循环，其运动变化规律亦遵从万事万物共同的规律——阴阳五行原则。从阴阳角度可以将气象基本要素分作厥阴、太阴、少阴、阳明、少阳、太阳三阴三阳；从五行角度可将其分为木、火、土、金、水五运，与干支纪年之五行相关相配。五运与六气相互作用产生六十种气象类型，与甲子六十周期相配，年复一年，周而复始，一年一个小循环，六十年一个大循环，每一循环都遵从阴阳五行原则。故立足于时间角度，运用阴阳五行原则，可以推测当年、季、气候，这即是时气相关；百病皆生于风寒暑湿燥火，人气相关从时间角度出发，可以推测气象变化，从气象变化又可以推测病因、病位、病机等，这就是运气推算过程，也是咳嗽时间辨证审岁气、察季节的依据。

②辨季节，论时气变化

先生常说，季节的更迭变化与咳嗽的发生发展有着特定的内在联系，因此，辨咳嗽季节有重要意义。就季节与咳嗽病因来说，春节多风邪，夏季多暑热之邪，秋多燥邪，冬多寒邪。就季节与咳嗽病位的关系而言，乘秋则肺先受之，乘春则肝先受之，乘夏则心先受之，乘至阴则脾先受之，乘冬则肾先受之。总之，如《素问·咳论》所说："五脏各以其时受病，非其时，各传以予之。"就咳嗽季节与咳嗽治疗而言，先生强调"无失天信，毋伐气和"。春季咳，肝木升发，主张治宜兼降，药用前胡、杏仁、海浮石、瓜蒌之类；夏季咳，火气炎上，治宜兼凉，药用沙参、天花粉、麦冬、知母、玄参之类；秋季咳，燥伤肺津，治宜兼润，药用玉竹、贝母、杏仁、百合、枇杷之类；冬季咳，风寒袭肺，治宜温散，药用紫苏叶、陈皮、旋覆花、麻黄之类。

③问时辰，分虚实寒热

先生指出，咳嗽辨证不仅要根据季节辨证，尚要结合其发作加重的昼夜时辰。一般而言，清晨嗽者为痰火，午前嗽者属胃火，午后嗽者属阴虚，黄昏嗽者必火浮于肺，五更嗽者食积三焦。治疗原则为，清晨咳者，清热化痰，宣肺止咳；午前咳者，清胃泄肺；午后咳者，滋阴降火清肺；黄昏嗽者，滋肾敛火；五更嗽者，清热化痰消滞。总之，咳嗽时间辨证大致都以年、季、时三个时间角度辨证施治，由于其简便易行可靠，在诊断困难时，不失为一良好线索。先生常引《内经》之言教诲"谨候其时，病可与期，失时反治者，百病不治"（《灵枢·卫气行》）。

究其理论源流，先生谓，无出乎中医天人相应的整体观念，时、气、人相关性原理，气血流注法时原理，昼夜阴阳消长原理是其基本理论依据。

子午流注学说中以十二经脉脏腑气血配合昼夜十二时辰，寅时注肺，卯时注大肠，辰时注胃，巳时注脾，午时注心，未时小肠，甲时膀胱，酉时注肾，戌时心包，亥时三焦，子时注胆，丑时注肝。先生认为《素问·咳论》中记载有"五脏六腑皆令人咳"，而脏腑气血又各旺其时，那么由脏腑气血功能紊乱而引起的咳嗽就相应地表现在不同时辰；反之，根据咳嗽昼夜时辰规律即可推测其发生的病位病机，从而进行辨证施治。清晨为寅、卯时辰，属肺与其表大肠主旺之时，肺气过旺有余便是火，而肺为娇脏，火邪所犯，清肃失职，留津成痰，痰热壅肺而致咳，故晨起咳甚属肺热痰壅；午前咳嗽，时值辰、巳，脾胃旺时，值阳中之时，过旺成火，循经上犯，致肺胃热盛致咳嗽，故午前咳多属肺胃热盛，其本在胃火；黄昏咳甚，时值酉时前后，为肾旺之时，为阴中之阳，若此时阴当盛不盛，阳当敛不敛，则肾之虚火上炎，治当滋阴敛火；小儿脾常不足，运化力弱，易伤乳食，脾失健运，变生积滞，郁久化热，蕴湿化痰，痰热内伏，至寅时肺旺，上蒸于肺，肺气阻遏，失于清肃则咳，故五更咳属伤食。

昼夜阴阳处于不断地消长循环之中：平旦至日中，阴气渐衰，而为阳中之阳，日中至黄昏，阳气渐衰，而为阳中之阴；合夜至鸡鸣，阴气渐盛，而为阴中之阴；鸡鸣至平旦，阴气渐衰，而为阴中之阳。午前咳，主脾胃时，为阳中之阳，脏气得天时之助，过旺则是火，故午前咳多因肺胃火热；午后咳，阳消阴长，黄昏至合夜，阴盛阳衰，若阴气当盛不盛，阳当潜不潜，则多阴虚火浮咳嗽，故午后咳多阴虚，黄昏主酉时，在脏为肾，故咳为肾阴亏虚，虚火上炎。

③审时求因，合参以辨证

先生主张咳嗽辨证既要审时求因，但又不能拘泥于此，临证当合参辨证，注意权衡标本缓急，时证从舍，病症结合。导致咳嗽发生发展的原因是多方面的，不独为时间决定，故根据时间辨得的证型与其他辨证方法所得结果可能不一致，即时证不相符时，当舍时从证；若病久病缓，久治不愈而时间固定，又当"舍证从时"，投石问路。临证时尚应注意病证结合，如慢性支气管炎，特别是支气管扩张晨起咳重，夏轻冬重，变应性咳嗽、哮喘多于夜间咳甚而白昼平安等。

④外感辨运气，内伤审时辰

通过临床流行病学调查分析，先生主张咳嗽时间辨证"外感辨运气，内伤审时辰"。先生认为外感咳嗽多与运气有关，呈现明显季节年岁规律，内伤咳嗽以脏腑气血功能紊乱为要，故咳多随气血昼夜流动而呈明显时辰规律。故对外感咳嗽，辨证上强调辨岁气季节，内伤咳嗽则重视审昼夜规律。这一观点丰富了咳嗽时间辨证的内容,从学术上发展了这一辨证方法。

⑤治咳必求于本,医咳不止咳

小儿肌肤薄,藩篱疏,卫外不固,五脏之中,肺脏尤娇,六淫之邪,饮食七情具易伤肺而致咳。《医学真传》谓(咳嗽)"夫所以难治者,缘咳嗽根由甚多,不止于肺也"。先生治疗小儿咳嗽,强调审时求因,辨证施治,治咳必求于本。首先辨别是外感还是内伤,再辨有痰无痰,痰多痰少,痰清痰稠,以及痰的颜色等。如有声无痰者,责之于肺,治以肺为主,用药宜润;有痰无声,责之于脾,治以脾为主,用药宜燥;有声有痰者,肺气初伤,继动脾湿,则肺脾同治,用药宜润而兼燥。总之,小儿咳嗽一证,原因甚多,病情复杂,治法多变,用药稍误,则反遗后患。肺为娇脏,攻击之剂不可太过;外感咳嗽,如不解表,则表邪不散,咳嗽则不止;如发散太过,又有损肺虚之变,表邪未解,不得妄补,妄补则有邪气留恋之虞。同时,不得妄施酸涩、止咳之剂,否则缠绵难愈,留痰变哮。

⑥肺炎喘嗽,把握全程

先生认为,小儿肺炎(肺炎喘嗽,下同)是一个疾病的整体,在临床上,必须首先了解它的发生、发展及转化过程,然后对每一阶段过程中所出现的各种证候加以具体分析,从而找出其病程发展及证候规律,才能比较准确地进行辨证施治。先生认为本病感受外邪仅是一个重要条件,至于病与不病、病轻病重、预后好坏及寒热各种不同证型,皆取决于内因;同时提出本病的发展过程有初、中、末三个阶段,每一个阶段又有若干证型,故具有纵、横两种不同的关系,并对各个证型的治疗原则和方药也做了阐述。

小儿肺炎的发生,常以冬春两季为多,常见于年幼体质弱的小儿,年龄愈小、体质愈弱者,预后愈差。感受外邪为发生本病的重要原因。初起以风热证多见,湿热者次之,风寒者亦可偶见。也有其他疾病转变而来,如麻疹、百日咳、流感等,本病常为其并发症之一。肺为娇脏,小儿更为突出。外感病邪,最易伤害肺气,由于小儿"稚阴未长",外感时邪,易从热化,故以风热为多。本证亦不例外,初起常以风热证为多见,皆由小儿体属"纯阳",故患热病最多的生理特点等内因所决定。

叶天士说:"温邪上受,首先犯肺,逆传心包。"若因外感温邪,首先犯上,肺受其累，肺气郁闭不宣，气逆不顺，即可出现喘逆诸证。再则小儿阴津不足，热易化火，火灼营阴，故易出现气营两燔或邪陷心营等证。有的患儿素体不足，阳气偏衰，感受外邪则又表现为风寒证候，风寒外束皮毛，肺气闭塞，失于宣降，亦可致气逆变喘。或邪正交争，正不胜邪，阳气继续衰微，又易出现气怯、脉弱、面白、肢冷等阳虚证候，亦有由于小儿体属稚阴，湿热之邪最易耗伤津液，肺与大肠相表里，肺阴既伤，胃肠津液亦伤，故又可出现津伤便结之证。也有随着病邪深入和寒证用药偏温的结果，寒邪也可转化为热，而出现阳明腑实，胃热上熏，使肺热喘咳加剧。或由于后天不足，脾胃偏衰，中阳不足，脾不运湿，感受外邪又多表现为湿热证候；湿热内蕴，上焦不宣，肺气膹郁，同样可以产生气逆变喘之证。由此可见，小儿肺炎感受外邪之所以有各种不同证型，是由体内环境及不同的内因所决定的。至于感受外邪后，病与不病，病重病轻，内因也是起决定性作用的。

小儿肺炎的发展，根据整个病程及其发展规律，从中医的辨证原则分析，具有纵、横两种关系。纵者是指它的病程发展有几个阶段，横者是指每一个阶段的若干证型。小儿肺炎在初期阶段，表邪重而热邪不甚，喘急、鼻扇等证不一定明显；到了中期，表邪已解，其主要矛盾是外邪入里化火，肺气受累更甚，故发热、喘急、鼻扇、唇绀都显得很严重，有的甚至出现内闭外脱或邪陷心营等逆证；到了后期，由于矛盾互相转化，有的可能因心气衰弱而出现由热转寒的阳虚证候，有的又可能出现高热证候虽缓和，但因久热伤津而出现阴虚的证候。由此可见，肺炎的整个病程显示出一定的阶段性特点，这是本病的纵向关系。如果从横向关系来看，初期感受外邪，由于患儿素体差异而表现为病性不同；中期由于内因（素体偏寒偏热，偏虚偏实）不同而转化各异；末期有阴阳偏盛偏衰的结果，所以在每个阶段又有各种不同的证型。

小儿肺炎的辨证施治，应严格遵守辨病与辨证相结合的原则，把握病程与病证的关系，准确而及时施治。

肺炎初期几乎都有外感证候，这是一般规律，但其中有寒、热、湿的不同。由于热、喘、痰、咳为肺炎的主要症状，故肺炎初期以风热证多见；再则小儿脾胃不足，脾不运湿，湿邪郁闭上焦，属湿热证候者也不少；从辨证规律和临床实践来看，肺炎初期完全属热亦非绝对，属风寒者，也可偶见，这是小儿体属稚阴、多热病的缘故。

肺炎中期皆由初期证候逐渐转化而来。根据"上焦失治传中焦"和"肺病逆传"的规律，临床可以出现阳明腑实和气营两燔的证候。阳明腑实以风寒入里化热者为多，但由风热、湿热转化而来者亦不少。如果病情恶化，常表现为内闭外脱的证候；气营两燔常为风热与湿热转化而来，如果病情恶化，则多表现为邪陷心营的危候。故肺炎中期，必须随时注意病情，以防突变。

肺炎到了后期，一般是恢复阶段，但常因久病正虚，久热伤津，阴阳偏衰，互相转化。故在临床常见肺脾气虚和肺胃阴虚两种证型。

（2）高热诊治，如桴击鼓

小儿高热是以肌肤灼热，体温高达39℃以上为主要特征的儿科常见证候，在儿科急症中占有相当的比例。它的范围甚广，无论外因或内因导致的许多急性病证，几乎都有高热症状，所以王肯堂的《幼科准绳》说："小儿之病，惟热居多……凡病鲜有不发热者。"

先生积数十年临床经验，努力探寻小儿高热规律，认为其发热具有季节规律、年龄规律、体质规律及病因规律。小儿高热，一年四季常见，唯以夏秋之交，七八月间（农历6～7月）为小儿高热发病率最高的季节。高热常见于3岁以内的小儿。根据临床资料统计，高热的发病率于3岁以后骤然下降：4～6岁的发病率约等于1～3岁的1/2；7～10岁的发病率约等于4～6岁的1/3，1～3岁的1/6；11～14岁和半岁以下的发病率，等于1～3岁的1/40～1/35，也就是说这两个年龄组发高热者甚少。小儿是"纯阳"之体，阴津不足，尤其3岁以下的小儿，体质偏热者甚多，外感六淫之邪，易从火化，发热的机会也愈多。根据181例高热患儿的统计，3岁以内的患儿占1/2以上，其中体质强者发病率低，体质弱者发病率高。

小儿高热的病因复杂，机制各异，总其大要，除去时疫疠气及局部感染外，不出外感与内伤两途。其发热机制，不外营卫不谐，阴阳失调，外邪入侵，邪正相争。小儿肌肤疏薄，腠理不密，卫外不固，若将息失宜，护理不周，则易感六淫而致病。六淫之邪，从火化者，均有发生高热的可能。此外，风寒外闭，玄府不通，毛窍闭塞，亦可发生高热。暑月炎天烈日，天气下降，地气上升，水升火降，气交长夏，湿令大行，小儿处此气交之中，已失天和，再失将养，暑邪感于外，生湿戕于中，暑湿相合而成暑湿之患，故暑多夹湿。暑之为病，有动而得之伤阳暑者，暑邪伤气，火灼津伤，心火亢极而发热；有静而得之伤阴暑者，阴寒逼迫，玄府闭而为热，实则暑天之感寒而发热；长夏湿暑，湿邪内蕴，郁闭不宣，湿化为热，湿热郁蒸，亦可发热。暑火同类，故言其暑，火亦在其中。小儿脾常不足，易为饮食所伤，《素问·痹论》说："饮食自倍，肠胃乃伤。"如因饮食不节，生冷过度，伤害脾气，脾虚不运，水湿不化，郁蒸为热，湿热郁遏，即可致高热不解。小儿由于过食辛辣香燥炙煿之物，辛辣走窜，香燥动火，或服温热峻补，肠火升阳，阳火升动，熏发于外，均可致壮热不已。总之，一般高热的原因，多由外感与积热所致。

小儿高热，一般以表热为多，由于小儿是"纯阳"之体，"稚阳未充"，外感六淫，易从火化，故小儿高热又以表里同病者居多。在治疗上，以解表散邪和表里双解者居多。在用药上，常以寒温并用。风寒发热，症见发热无汗，蜷缩畏冷，头痛身痛，鼻塞流涕，唇舌淡红，指纹青红或脉象浮紧者，治宜辛温解表，常选荆防败毒散加减。风热发热，症见发热有汗，鼻流浊涕，咳嗽口渴，或见咽红，头昏，唇红舌赤，指纹青紫或脉象浮数者，治宜辛凉解表、清热解毒，常选银翘散加减。伤暑发热，症见时值暑令，发热无汗，恶寒流涕，头痛身痛，心烦气短，唇舌淡红，舌苔白滑，脉象浮濡或指纹青淡者，治宜祛暑散邪，常用香薷散加味。表寒里热，症见恶寒发热，鼻塞流涕，头昏目眩，两目赤痛，口舌干苦，咳嗽喘闷，痰涎稠黏，胸膈痞满，或发斑疹，大便秘结，小便赤涩，唇红舌红，舌苔黄白，脉象紧数或指纹青紫者，治宜散寒清里、表里双解，常选防风通圣散加减。三阳合病发热，症见微恶风寒，一身火热，头身疼痛，鼻干心烦，前额疼痛，口苦口渴，唇红舌赤，舌苔黄白相兼，脉象洪数或指纹青紫者，治宜解肌清热，选用柴葛解肌汤加减。湿热发热，症见日晡发热，身热不扬，流涕咳嗽，头昏身重，胸痞不饥，渴不思饮，小便涩少，唇舌色红，舌苔白或黄厚腻，脉象濡数或指纹青紫者，治宜清热渗湿，选用加减木贼宣痹汤。气分发热，症见壮热烦躁，大渴引饮，身出大汗，面赤唇红，舌红苔黄，脉象洪数或指纹青紫者，治宜清热生津，方用白虎汤。营血郁热发热，症见发热有汗，口干不饮，谵语直视，咽喉红赤，心烦不眠，小便量少，舌绛无苔，脉象虚数或指纹青滞者，治宜清营解毒、凉血育阴，常选清营汤。心脾积热发热，症见壮热口渴，烦躁不安，口舌生疮，口涎增多，大便秘结，小便赤涩，脉象滑数或指纹紫滞者，治宜通腑泄热、清心导赤，常选沉瀣丹加减。伤食发热，症见发热汗出，暮夜尤甚，腹壁灼热，上热下寒，夜卧不安，嗳腐吞酸，胸痞腹胀，下泻完谷，或大便秘结，面色青黄，唇舌色红，舌苔白厚，指纹青滞或脉象沉滑者，治以消食导滞、清热和中，常选保和丸加减。

（3）仲景方证，参合幼科

仲景先师所著《伤寒论》和《金匮要略》被历代医家各派奉为临证经典、医林雅律，然其发挥多偏成人而少及幼科，更有"仲景经方，偏于辛热，不适宜于小儿"之论，先生予此则不以为然，更有己论。

①从方剂着眼，以事实为基础

先生认为"仲之法，辨证谨严；仲景之方，非止一端"，实则法活而方圆。小儿的生理特点是"稚阴稚阳"，病理特点是"易寒易热"，因而在遣方用药时，偏温燥者易于伤阴化热，偏寒凉者易于积寒伤阳，故在儿科用方中，温热之剂多佐苦寒，寒凉之剂多佐辛温。《伤寒论》共 112 方，除去外用方，其内服 108 方中，寒温并用者有 57 方，占半壁江山，所以仲景经方恰宜幼科。

先生问典查据，提出公认为内、妇、杂病之书的《金匮要略》，诚然以内、妇两科为主，但亦有不少方剂适用于小儿。如中风历节篇所列之"风引汤"，"功能除热瘫痫，治大人风引，小儿惊痫瘈疭日数十发"。又妇人杂病之后，所列"小儿疳虫蚀齿方"，即为儿科之专病专方。先生有理有据地彰明了仲景亦为"小儿医"。

②从病证出发，以疗效为依据

疗效是检验方剂是否适用的根本，其有温热者，有寒凉者，有寒温并用者，全在随证立法制方。先生遵古而不泥古，遂以仲景之书，选列五十三方，临证加减化裁，分治儿科外感内伤、五系疾病共 24 个病证。

小儿外感温热病证

先生将"伤寒方不能治温热病"一论视为谬谈，其提出温热疾病，虽不宜麻桂，然伤寒之方，属寒凉者 18 方，均可用于温热疾病。如白虎汤专宜于大热、大汗、大渴、脉洪大，白虎加人参汤宜于大热伤津，竹叶石膏汤宜于病后余热不解。小儿温热疾病居多，如春温、暑温等，许多小儿传染病亦属温热疾病，如麻疹、疫喉痧之类，故均可以上方加减化裁运用。以麻疹为例，属麻毒炽盛，气营两燔者，可以白虎汤合麻疹四物汤施治，也可以白虎汤加水牛角、玄参，即化斑汤治疗；如麻疹后期，热盛伤津，汗多口渴，虚弱少气等证，即可用白虎加人参汤；如麻疹收没以后，余热未尽，少气汗多，或兼咳嗽，或兼呕恶，虚烦不眠等证，可以竹叶石膏汤清解余热。其他温热疾病，均可仿此化裁运用。

小儿肺系疾病

小儿肺系疾病较多，小儿咳嗽居于首位。凡小儿咳嗽痰黄而稠，舌红，苔黄厚，属于痰热壅盛者，则可用小陷胸汤清热祛痰；凡小儿咳嗽，咽喉干燥，咯痰不利，痰质稠黏，唇红，舌红，尖边无苔，舌中后根有苔，属阴虚夹痰湿者，可用麦门冬汤益胃生津、养阴化痰，亦可用人参易沙参，或加瓜蒌以增强祛痰之力。

近年来，小儿哮喘甚为普遍，先生运用《伤寒论》《金匮要略》之方，控制小儿哮喘发作，常常收到满意疗效。如小儿外感风寒，引动伏痰，伏邪上干，哮喘复发，咳嗽痰鸣，痰多而稀，口不渴饮，唇舌较淡，苔白润滑，脉象浮紧，可用小青龙汤解表祛痰、温化饮邪；若内夹热邪，则可加石膏，即小青龙加石膏汤寒热并兼；如小儿内有痰热，复加外感风寒，表寒里热，引发哮喘，发热恶寒，无汗烦躁，唇红舌红，舌苔白细，脉紧而数者，可用大青龙汤解表清里、降逆平喘。本方实为麻杏石甘汤加姜、枣、桂，故有解表清里、降逆平喘之功。如咳逆上气，痰多息壅，喉间痰鸣如水鸡声，咳嗽剧烈，咽喉略赤，唇舌略红，舌苔白细等证，可用射干麻黄汤以散寒平喘、清咽利痰镇咳；如痰多喘息不可卧者，可用葶苈大枣泻肺汤。

小儿肺娇体弱，外感诸证，寒易热化，邪热上迫于肺而致热、咳、痰、喘、扇即小儿肺炎喘嗽。如发热汗出，喘息气紧，鼻翼扇动，呼吸困难，腮红唇赤，舌苔白干，脉数等证，可用麻杏石甘汤加瓜蒌皮、前胡、海浮石等；咽喉赤肿者，加金银花、牛蒡子、射干等；大便干结者，可加槟榔、黑牵牛子、葶苈子之类。

小儿脾系疾病

小儿胃小且弱，如有浊湿内阻，而致胃气上逆，呃逆不已，甚则反胃或呕吐涎沫，嗳气不除者，可用旋覆代赭汤。本方以旋覆花、赭石祛痰下气、重镇降逆为君，半夏、生姜化痰降逆为臣，人参、大枣扶正益气为佐，甘草为使，共奏降逆下气、扶正祛痰之效。

小儿感冒，风邪入胃，胸中有热，胃中寒凝，气逆不降，而致小儿欲吐不吐，或呕吐不止，面白唇红，舌苔白细，虚实寒热错杂者，用黄连汤和胃降逆；如热多寒少，心下痞满不痛，兼有肠鸣下利者，本方去桂枝，加黄芩，名半夏泻心汤；如心下痞硬，干噫食臭，兼有肠鸣下利、完谷不化者，以本方去桂枝，加生姜，名生姜泻心汤，以增强和胃降逆之力。

小儿外感，邪热入里，烦热口渴，身热汗出，下利不止，色黄带涎，唇红舌红，苔白或黄，表里兼有者，可用葛根黄芩黄连汤表里两解。食不化者，加山楂、神曲；腹胀者，加厚朴、木香；尿少而黄者，加泽泻。小儿泻痢，日久不止，下泻无度，兼加黏涎，胸脘痞满，不思乳食，腹中雷鸣，或干噫食臭，面白唇淡，舌红苔白，此为寒热互结，虚实夹杂，施用抗生素太过之故，可用生姜泻心汤寒温并用、补虚泻实。食不化者，少佐山楂、神曲；小便少或不利者，加泽泻。小儿泻痢日久，滑利不止，一度运用理中汤（丸）温理中焦不效者，此痢在下焦，可用赤石脂余粮汤。

夏秋之际，小儿下利赤白，脓血相兼，里急后重，腹痛不食，初起发热，表里相兼者，用葛根芩连汤，表里两解。腹痛胀甚者，加木香、厚朴；不欲食者，加山楂、神曲；如表祛热盛，脓血杂下者，用白头翁汤加木香、槟榔、地榆、白芍、山楂、神曲；如小儿下利脓血，腹痛又不急者，用桃花汤加山楂、山药、乌梅，温中涩肠，安胃止痢。

小儿营卫不调，阴阳失调，脾胃失和，腹中作痛，喜温喜按，按之痛减，面色不华，唇舌淡白，舌苔白滑者，可用小建中汤。食滞不化者，加神曲；气滞不利者，加沉香；痛甚不止者，加何首乌。如肝脾不调，腹痛不止，脚手挛急者，以芍药甘草汤疏肝和脾。

小儿肠道热结，大便干燥难解，胸腹痞满，舌苔厚黄者，可与小承气汤微下之；若大便不通，潮热谵语，矢气频转，腹满而硬，舌苔焦黄起刺，或焦黑燥裂者，可与大承气汤急下以存阴；若小儿胃强脾弱，脾土被胃约束而不能转输津液，以致胃肠燥热，大便干燥，秘结难解，小便数急者，可与麻子仁丸（脾约丸）润肠通便。

小儿脾虚不能统血，而致血溢于外，多见小儿发斑，如西医学所谓"过敏性紫癜"之类。大便下血，血色黯淡，四肢欠温，腹痛不止，面色萎黄，舌淡苔白，脉沉细弱无力者，可与黄土汤健脾益阴，温阳摄血。

小儿肠痈，即西医学所称之"阑尾炎"，右侧少腹疼痛，手不可近，右腿屈而不伸，兼见呕吐反胃，发热，脉数，唇红，舌质红，舌苔黄白者，可与大黄牡丹汤加金银花、蒲公英、红藤泄热破瘀，消肿散结，清热解毒。

小儿肾系疾病

小儿感受风邪，头面浮肿，或一身悉肿，汗出恶风，脉浮苔白者，可与越婢汤解表清里；如小儿风水无汗，头面浮肿，舌红苔白，脉浮者，可用麻黄连翘赤小豆汤发汗除湿，解表清热；如咽喉赤肿者，可加金银花、射干之类；如小儿水肿，脾气两虚，表虚不固，汗出恶风，身重，脉浮，小便不利者，可用防己黄芪汤健脾益气，利水消肿；如小儿水肿，病久致虚，由脾及胃，脾胃阳虚，小便不利，水肿不消，四肢不温，苔白，脉沉者，可用真武汤加砂仁、白豆蔻、沉香，健脾温胃，温阳利水；如小儿水肿，穷必及胃，胃阳衰败，水气泛溢，水肿不消，四肢厥冷，面白，唇淡，舌质淡，脉微小者，可用胃气丸温补胃阳，化气利水。

小儿淋证，因脾虚气虚者，其证小便频数，淋沥不痛，解而不尽，并无面白唇淡，舌淡苔白，脉虚无力者，可用五苓散化气利水，或加人参、黄芪、升麻益气通淋；如小便淋沥不尽，渴欲饮水，心烦不寐，舌红苔少者，可用猪苓汤滋阴利水，亦可加人参气阴双补。

小儿心肝系疾病

小儿狐疝，或左或右，或上或下，昼出夜伏，唇舌淡红者，可用蜘蛛散，温散寒湿以消疝。如疝气素有久寒，手足寒厥者，可用当归四逆汤加吴茱萸生姜汤，亦可用五苓散加薏苡仁、制附片；如属虚寒者，真武汤亦可用。

小儿痫证，原因不明，随发随止，或一年一发，或半年一发，或一月一发，或十天半月一发，或一日数发，无寒热或风惊痰食者，皆可用风引汤，因本方为寒温并用之故。

小儿感冒发热，或汗或下之后发热已退，唯心中懊侬，虚烦不寐，夜卧不安，饮食不思，或兼腹胀腹痛，胸膈痞满，舌质红，苔微黄者，可与栀子豉汤加神曲、山楂、厚朴、香附，清热除烦。如小儿阴虚火旺，心中烦热，不易安卧，唇红，舌质红，舌尖深红，舌起裂纹者，可用黄连阿胶汤泻南补北，泻火滋阴。

小儿汗证，阴虚自汗，表卫不固，营卫不和，汗出不止，面色浮白，唇淡，舌淡，脉象缓弱者，可用桂枝龙骨牡蛎汤收涩敛汗；如小儿气虚，津液不摄，汗出不止。面色白，唇舌淡白，舌苔白，脉细者，可用黄芪建中汤益气固津，调和营卫。

小儿杂病

小儿蛔虫动扰，腹痛不安，时作时止，口吐清涎，得食痛减，面色唇舌不偏寒热，或寒热错杂者，可用乌梅丸，寒温并用，安蛔镇痛；如蛔虫动扰，反复发作，运用诸般祛蛔药无效者，可用甘草粉蜜汤诱杀之。尤在泾谓："此属药之变作也。"

小儿厥证：寒厥，小儿吐泻，致阳气衰败，阴盛寒凝，四肢厥逆，恶寒蜷缩，口和不渴，或不利清谷，脉沉细弱欲绝者，可用四逆汤回阳救逆。热厥，小儿外感，阳气内郁，入于少阴，而致手足厥逆，或腹中痛，或下利后重，唇红舌红，舌苔白，脉弦数者，可用四逆散和解表里，疏肝理脾。

春夏之交，或夏秋之际，湿热交蒸，小儿多见皮肤生疮，大如粟粒，奇痒难忍，可用金匮苦参汤、雄黄熏法、蛇床子散三方合用，再加黄柏、苍术、五倍子、白芷等，可立即止痒。

小儿疟疾，不离少阳。往来寒热，恶寒战栗，一日一发，或间日一发，邪在表里之间，舌红，舌苔白者，用小柴胡汤加草果、常山、槟榔；如舌苔黄厚，大便秘结，疟不止者，用大柴胡汤加前药；如但热不寒，舌红唇红，口渴脉洪，属瘅疟者，可用白虎汤。

小儿瘀热在里，湿热熏蒸，身目俱黄，倦怠不食，胸胁痞满，大便秘结，小便黄如栀子汁，唇红舌红，舌苔黄，脉数实者，可用茵陈蒿汤，清热利湿；如大便自调，苔黄热盛者，可用栀子柏皮汤；如大便自调，小便不利，唇舌淡红，湿重热轻者，可用茵陈五苓散，利湿退黄。

《金匮要略》最后一条云："小儿疳虫齿方，雄黄、葶苈，上二位，末之取腊肉猪脂溶，以槐枝绵裹头，四五枚，点药烙之。"

3. 验案探究

先生素喜结交同道，常以文会友，向各种专业期刊投稿，与业界分享学习和医治验案中的心得体会。

在儿科临床中，有一些病种虽不是大病，但严重影响了儿童的日常生活和生长发育。对于此类病证，先生亦是自有心得，有着良好的临床疗效。

（1）儿童湿疹

先生指出，本病的治疗，应着眼于风和湿的辨证。风邪甚则皮肤痒，搔则发红，继出丘疹，奇痒难忍，抓破后渗出血珠，干则脱屑，如此反复，以上半身为多，治宜祛风除湿、清热解毒，方用消风散加减：荆芥、防风、苍术、苦参、知母、牛蒡子、蝉蜕、当归、生地黄、石膏、木通、甘草、胡麻仁。若纳食欠佳，热不盛，去石膏；便溏去当归、生地黄，加土茯苓、赤芍、紫荆皮。湿盛则皮肤痒，疹密布，抓破后滋水淋漓，浸淫成片，以下半身为多，治宜清热除湿、散火祛风，用当归拈痛汤加减：白术、人参、苦参、升麻、葛根、苍术、防风、知母、猪苓、泽泻、黄芩、当归、茵陈、羌活、甘草、土茯苓、千里光、白鲜皮。

本病发作多与食物有关，饮食禁忌尤当遵守，忌食鸡、鸭、鱼、蛋、虾、鳝、蟹、胡萝卜、牛皮菜、鱼腥草、芫荽、椿芽等，婴儿忌食牛奶、鱼肝油。此外，外治法可缩短病程，加速病愈，即用苍术20g，黄柏20g，苦参20g，白芷15g，明雄黄10g，五倍子20g，蛇床子20g，水煎外洗，中午及临睡前各洗1次。

（2）小儿厌食证

先生强调，本病的治疗，宜分别阴阳、调理脾胃，营养适度，方能事半功倍，常分三型。脾胃阳（气）虚型治宜健脾益胃、和中导滞，用人参启脾丸加减：党参、白术、茯苓、陈皮、莲子、泽泻、山楂、神曲、砂仁等。脾胃阴虚型治宜养阴益胃、酸肝化阴，用叶氏养胃汤加减：沙参、麦冬、玉竹、石斛、山药、生扁豆、木瓜、乌梅、山楂、粳米、生谷芽、生麦芽等。脾胃阴阳两虚型治宜益气养阴、甘淡实脾，佐以酸肝化阴，用六神汤合消食丸化裁：党参、白术、茯苓、山药、扁豆、木瓜、乌梅、白芍、山楂、神曲、厚朴、鸡内金等。

（3）积吐

积吐是呕吐的一种，小儿常见，常发生于夏秋两季，主要是由于饮食不节、停滞胃脘而成，正如《医宗金鉴》说："伤食吐者，因小儿饮食无节，过食油腻面食等物，以致壅塞中脘而成也。"本病的症状，主要有面色微黄或苍黄，舌苔白厚或细腻，或目胞厚肿，午后发热，晚间尤甚；上热下寒，手心发热，或出冷汗，精神倦怠；或喜睡卧，亦有晚间烦躁不安，睡卧不宁；或腹痛啼叫，脘腹胀满，嗳腐吞酸，呕吐酸臭食物，不欲饮食，脉多滑象，指纹青红等。

　　临床发现，本病属实属寒者多，寒乃胃寒，实乃积滞，故当以消积为主，兼以温胃和脾、降逆止呕为治，采用三棱丸加减，原方为《证治准绳》三棱丸一方，做丸剂，可据以加减，改用煎剂。药物：半夏（姜汁炮）、丁香、三棱、神曲、陈皮、枳实、黄连。积轻者，去三棱，加麦芽；积重者，去神曲，加莪术；胃寒者，加煨姜；胃热者，加竹茹；因于乳积或肉积者，以山楂易神曲；喷射式呕吐者，加赭石；腹胀痛甚者，加厚朴、木香。

二、著作简介

1.《中医儿科学》

　　《中医儿科学》是先生所著的中医儿科学专著，是先生专科代表著作之一。本书雏形为 20 世纪 80 年代初期的内部教材《中医儿科学》。当时成都中医学院儿科教研室人才济济，专家众多，名医辈出。为了适应具有本土特色的中医儿科教学与临床，先生作为主编，与教研室其他人员集体编写了内部教材《中医儿科学》，供中医儿科学的研究生、实习生和教研室老师及附属医院儿科医生学习、参考。由于教材非常贴近临床，很快在全省流传，并为当时遍及全国的广播电视大学、函授大学、自修大学等的学生所钟爱。为此，先生根据这类学生的学习特点，在前版《中医儿科学》的基础上，独立编写了《中医儿科学》自学教材，相当于《中医儿科学》的第 2 版。此版教材从开篇到结尾都是先生一人执笔，全书贯穿了先生的学术思想、临床经验和治病心悟，特别体现了辨证施治的系统性、完整性、独特性，是很好的教材样板和临床参考书籍，对全省自学中医者的知识普及和提高起到了很好的作用。经过前两版《中医儿科学》的应用，根据反馈，先生对教材又进行了一次全面的整改、完善和提炼，形成了第 3 版《中医儿科学》书稿，在 20 世纪 90 代初期由四川科学技术出版社出版。

　　先生站在教学和临床的高度，全面地阐释了中医儿科学的理论与实践过程。这不仅是一本教材，更是一本临床参考书。全书共 6 章，知识系统，体系完备，论述清晰，方药齐备。第 1 章为中医儿科学基础，第 2 章为初生儿病证，第 3 章为小儿时行疫病，第 4 章为常见小儿内科病证，第 5 章为小儿虫证，第 6 章为小儿皮肤病。

全书另辟文章格式，在"中医儿科学基础"一章中，以实用为第一原则，介绍了小儿的年龄分期、生理、病理、辨治、用药、调护及教育等内容；在病证篇中，抛开五脏的框架分述诸疾，打破了五脏系－疾病这一传统模式的束缚，使学习者将疾病与五脏六腑融会贯通，打开了辨证视野，丰富了施治用药。此为与现行中医儿科学专著相比的一大亮点。

2003 年，先生的弟子苏树蓉教授根据《中医儿科学》的理论精髓和临床特色，主编了全国高等中医药院校教材《中医儿科学》，由人民卫生出版社出版，供中医类专业使用。自此先生的学术思想和临床经验被全面推广到全国各地。

2.《四言医学》

《四言医学》是先生的代表作，是他对整个中医理论的领悟和实践过程，更是先生六十年中医人生的总结。

中医史上有诸多名著影响着一代又一代的中医人，陈修园的《医学三字经》便是其中之一。先生对此书非常推崇，认为它是学习中医的必学必背之书籍。但《医学三字经》内容太少，还不能全面反映中医理论和临床病证，为此先生借用这类名著书稿的形式，重新梳理中医基础理论和临床各科病证方药。先生先从"三字经"轨迹着手，编写一本新医学三字经类书籍。在写作过程中，先生感觉三个字的写作方式不如四个字更能归纳概括总结好中医学知识和临床辨证论治体系，于是把书稿改为了四个字一句，形成了一本以短小精悍的词句融会中医学知识的小型医学专著——《四言医学》。本书已于 20 世纪 90 年代初期由四川科学技术出版社出版。

《四言医学》是成熟完备的理论宝库，既有传统中医的岐黄传承，又有现代中医的辨证论治体系。全书采用影响先生较深的骈体歌诀的语言风格，读来语言明快，朗朗上口，易于背诵。本书分上下两篇：上篇主要阐述中医基础理论，包括医学源流、阴阳五行、脏腑经络、病因病机、诊法概要及辨证治则；下篇主要介绍中医临证知识，包括 31 种常见内儿科诸疾的临证施治、妇科述要，以及儿科补要。

书中对医理的论述，言辞简练，字字清晰。先生时而抒发自己的理论见解，时而对先贤医著采纳之、敷陈之；对诊法、辨证治则的阐述，经验宏富，融汇各家，或总结自己的临证心悟，或发挥各家的辨治指南；对内儿科诸疾的释疑，紧随其证，环环不脱。全书内容丰富，层次分明，论述简练，理论与实践相贯，临床颇为实用。先生自谦"本书为初学中医入门而设，如能熟读记忆，即可具备一定的中医基础理论知识和内、妇、儿科的中医临床知识"，实则本书颇能启迪后学。

3.《五言药性歌诀》

《五言药性歌诀》是先生所著的中药学专著，再现了先生系统完备、经验丰富的药学知识。本书博采历代本草诸家之长并结合先生经验编写而成，共收录常用中药 500 味，分为解表散邪、清热解毒、祛风胜湿等 19 类，每味药皆以歌诀列前，再列性味归经、功效主治、剂量用法、处方别名、别名对照表等。

全书理论与临床并重，条理井然，言简意赅，不仅宜于初学中医者，更宜于临床医师参考之用。只要能熟背其歌诀，就能对准临床靶点，一击必中。

《五言药性歌诀》一书对临床有着非常好的指导作用。如先生言香薷一药，谓："香薷微辛温，发汗解暑淫，利湿消水肿，暑湿感冒灵。"我们原来多在治疗夏日感冒时应用此药，经歌诀启迪，若将其加入治疗水肿的方剂中，则可明显增加利尿作用而消除水肿，打破了以往水肿兼外感时只知加麻黄、紫苏叶、防风等局限，使用药更宽更广。又如蝉蜕一药，谓："蝉蜕味甘寒，祛风治惊痫，透疹退目翳，除热安儿眠。"读歌诀后知蝉蜕有安眠作用，再查阅资料得晓蝉居高树之上，餐风露饮，善鸣，夜晚则安，故蝉蜕治小儿夜啼尤效。其还可除在上之风热、利咽喉，主治风热咳嗽，喉痛失音；蝉之蜕，又可去肌肤之疾，主治麻疹不透，风疹瘙痒，湿疹，白瘑，瘾疹。临床上用于现代常见的过敏性疾病，疗效甚佳。再如木贼，先生言"木贼苦平味，疏风散热气，解肌利湿热，止泪去目翳"。我们一般在治疗眼病时用此药，经这一提醒，发现此药能治湿热发热，并联系到先生善用的加减木贼宣痹汤中正是以此药为君，于是我们在一些辨证为湿热的病患中多加用此药，收到了极好的疗效。在石膏的描述中，有"石膏甘辛寒，解肌止热烦，生津平狂喘，消斑治痉挛"。平时我们用石膏主要用之清胃热、清阳明热，读了"平狂喘"方知麻杏石甘汤治咳治喘之意。以后我们在治疗咳嗽哮喘类疾病时，只要辨证有肺热胃热肠热时，常加用石膏以平咳喘，不一定要选用麻杏石甘汤时才用石膏。再有决明子，"草决苦寒微，明目止泪溢，清热止头眩，润肠通便实"，我们多将其应用于眩晕、耳鸣、眼花等，经过先生这一提示，我们还可将其用于便秘或其他有大便干燥的病证，突破了只加用大黄、朴硝之通便药的简单模式。

附　肖正安主要论著

1. 论文

肖正安 . 营卫争鸣——我对营卫气血之体会 . 中医杂志，1958（9）：643.

肖正安 . 加减三棱丸治疗小儿吐积 . 上海中医药杂志，1960（6）：271.

肖正安 . 小儿麻痹症的理论探讨及临床经验介绍 . 哈尔滨中医，1965（2）：14.

肖正安 . 中药治疗"毛发角化病"一例纪实 . 哈尔滨中医，1965（6）：40.

肖正安 . 小儿肺炎的临证分型和病案举例 . 成都中医学院学报，1979（1）：52.

肖正安 . 小儿肺炎证治初探 . 浙江中医学院学报，1979（2）：12.

肖正安 . 治愈小儿发热疑案三例 . 成都中医学院学报，1980（5）：40.

肖正安 . 小儿指纹诊法初探 . 成都中医学院学报，1981（3）：24.

肖正安 . 小儿指纹问题解答 . 中医杂志，1981（11）：55.

肖正安 . 仲景经方在儿科临床的应用 . 成都中医学院学报，1983（1）：65.

肖正安 . "金水六君片"治疗小儿哮喘 138 例临床初步总结 . 成都中医学院学报，1983（4）：35.

肖正安 . 小儿高热的发病证治规律 . 成都中医学院学报，1984（2）：51.

肖正安 . 小儿的生理特点 . 四川中医，1985（1）：44.

肖正安 . 小儿的病理特点 . 四川中医，1985（2）：45.

肖正安 . 小儿的病因病证特点 . 四川中医，1985（3）：19.

肖正安 . 小儿诊法的特点 . 四川中医，1985（4）：21.

肖正安 . 小儿辨证的特点 . 四川中医，1985（5）：33.

肖正安 . 小儿治疗用药特点 . 四川中医，1985（6）：34.

肖正安 . 小儿厌食证 . 中医杂志，1986（6）：8.

肖正安 . 湿疹诊治 . 中医杂志，1986（8）：16.

肖正安 . 小儿指纹诊法的起源及临床应用 . 山东中医学院报，1988（1）：1.

肖正安 . 小儿肺炎证治 . 中医杂志，1988（10）：7.

肖正安 . 百日咳证治 . 中医杂志，1988（12）：5.

2. 著作

《中医儿科学》，主编，四川人民出版社，1976 年。

《中医儿科学》，副主编，人民卫生出版社，1984 年。

《四言医学》，主编，陕西科学技术出版社，1986 年。

《静安慈幼心书》，编委，四川科学技术出版社，1986 年。

《中医自学指导丛书：中医儿科学》，主编，四川科学技术出版社，1989 年。

《全国高等医药院校试用教材：中医儿科学》，编委，上海科学技术出版社，1979 年。

《中医精华丛书：中医儿科学》，主编，四川科学技术出版社，1991 年。

逸事拾趣

川派中医药名家系列丛书

肖正安

一、烟杆趣事

烟杆是用来做什么的？答案显而易见，当然是用来抽烟的。但有一根烟杆，却有另一个作用，那就是用来教学的，是用来打人的，是用来逼人背书的，是引人走上岐黄路的。

故事要从 20 世纪七八十年代的蓉城说起。

肖家小院，矮墙下端坐于太师椅的肖正安先生熟练地从腰间抽出烟杆。这根烟杆跟随肖先生多年，肖先生时常将其别在腰间，形影不离，闲暇时便拿出来，点上小火，浅浅吸上一口，烟圈在口腔内萦绕几圈，再缓缓吐出，烟雾缭绕间有说不出的惬意。长年的摩擦使得长长的杆身格外光滑，它是肖先生最亲密的伙伴，在教育两个儿子——肖劲松、肖量时，也是最方便的戒尺。肖劲松、肖量像往常一样背着医书，身旁高大的皂荚树、紫红的桑椹、鸣蝉的树叶，正和脑海里枯燥的汤头做着剧烈的斗争。背汤头的时候，两兄弟是切切不敢心有旁骛的，否则父亲手中那看似毫无杀伤力的烟杆会瞬间化身武器，毫不留情地落在两兄弟的脑袋上。"啪"，烟杆不轻不重地敲在肖劲松的头上，父亲含蓄却掩饰不住严厉的余光从眼角瞟向肖劲松，示意他要专心。阳光在光滑的杆身上反射出来的光芒显得有些刺眼，两兄弟愤愤地盯着父亲的烟杆，觉得它就像是孙悟空的紧箍咒，世间竟有如此极恶之物，仗着父亲的宠爱，肆无忌惮地欺负他们的脑袋！一个反叛计划在兄弟俩的心中酝酿开来……

上午是肖先生的门诊时间。按照惯例，肖先生是不会在门诊的时候吸烟的，也就只有这个时候，他才会将烟杆从腰间卸下。肖家两兄弟抓住这个时机将烟杆"捕获"，毫不犹豫地将烟杆折断。常年背诵枯燥的汤头、医案，使两兄弟不胜其烦，但对于父亲是敢怒不敢言的，所以兄弟俩只有把气撒在父亲最喜欢，同时也是他们最厌恶的烟杆上。作案成功的两兄弟迅速逃离现场，内心带着狂喜，折断父亲最爱的烟杆也算是小小地赢了一把，还有什么比赢了父亲更让人开心呢。

中午，肖家兄弟忐忑地等待父亲回家，生怕他掌握了两人"犯案"的证据，那到时候一顿"竹笋炒肉"是免不了了。中午，肖先生拿着两节断掉的烟杆回到家中，目光扫过正等在饭桌前的两兄弟，两人立即心虚地低下头。肖先生已了然于胸，但什么也没说，只是默默地将烟杆收好，留下两兄弟面面相觑。

烟杆虽然已断，但背书仍然要继续。也许是作案后心虚，也许是没了烟杆的"威胁"，两兄弟背书更加用心，只是偶然瞥见父亲不经意摸向腰间的动作，让他们心中有点不是滋味。

这天，放学回家的路上，肖量一边踢着地上的石子，一边状似漫不经心地问哥哥："那个，后天爸爸生日，要……要送什么啊？""送什么？送烟杆。"肖劲松答道。

肖先生看到床头静静卧着的烟杆，嘴角有掩饰不住的笑意："这两个臭小子。"美丽的小院已染上秋意，仍然是这低矮的院墙，肖先生端坐太师椅，试着新买的烟杆，顺手敲在正在默背医案的肖劲松头上，"嗯，挺顺手的！""噗嗤！"肖量经不住笑了出来，父子间的默契流动在小院里。

经过烟杆的敲打，如今的肖劲松、肖量已是成都有名的儿科医生，是肖氏儿科诊所的主诊大夫，是肖正安先生门下最正宗的继承人。他们必将担当起父亲留下的为蓉城儿童健康保驾护航的大任。

二、大年初一的等待

大年初一，我们在值班，我们也在等待。等什么？等短信？等汤圆？都不是，是在等肖正安先生为值班者送来的好吃的年货。

一到过年，特别是初一总不想上班，老觉得这一天应该和家人在一起。但上班的人心中也有所向往和期待。那是20世纪七八十年代的事，当时商品紧缺，吃的东西不丰富，什么好东西都要等到过年才能吃上，像猪舌、猪肝、猪头、香肠、腌鸡等，当时都被奉为上品。肖正安先生总会在大年初一这一天送来好吃的，并与大家一起聊家常。

那年的冬天，蓉城下了一场大雪，给大地盖上了一层厚厚的棉被，房屋和树木都银装素裹，医院周围幻化成了一个洁白的世界。大雪纷飞的场景下，人们仿佛来到了一个世外仙境，来到了一个晶莹剔透的理想国度。松的清香，雪的冰香，梅的幽香，给一年到头忙碌的肖正安先生一丝凉莹莹的抚慰。一切都在过滤，一切都在升华，一切都变得纯洁而又美好。跟随着漫天飞舞的雪花，侧耳倾听，新年的脚步声越来越近。

　　大年初一的早晨，天刚蒙蒙亮，人们大多都还沉浸在浓浓的年味中，惬意地享受着冬日温暖的被窝带来的舒适。肖正安先生如同往常一样早早出门了。虽然是过年，但是先生身上穿的衣服却并没有因为这特殊节日的到来而改变，依然是他那件已经洗泛白了的蓝色棉袄和那顶灰黑色的帽子。腰间别着那杆伴随他日日夜夜，见证了一个又一个化腐朽为神奇故事的烟杆。只不过这天，先生的手里提着大包小包的东西，鼓鼓的，轻车熟路地走向医院。大年初一的医院，多了一份安静，少了一份喧闹；多了一份祥和，少了一份匆忙。节日的喜庆，让病房里的患者舒展了久未绽放的笑容，家属往日的焦虑也烟消云散。岁月的洗礼，无须过多的言语，一切都镌刻在那深情款款的眼神里。肖正安先生步履从容地走着，好像在思考什么，也许是为某个棘手的病案梳理理法方药，也许是在构思今天怎么和同事过一个有意义的大年初一。年长的护士远远看见先生，手里还提着东西，不由自主地会心一笑。因为她知道，热心的先生又给大家带来了新年的礼物。来到值班室，先生先把东西放进了储物柜。然后轻轻拍醒了因为昨晚值夜班而在凳子上打盹儿的小刘。小刘是新来刚分配到科室的，看到科室元老肖正安先生站在自己面前，立马从凳子上弹了起来，涨红了脸，然后咽干目眩，寒热往来，语言难出。先生和蔼地笑了笑，摆了摆手，示意他不要紧张，并亲切地问他刚来工作，适不适应，有没有什么困难，食堂的饭菜合不合口。小刘又惊又喜，结巴地说道："还……还好。"看着小刘单薄的身体和破旧的衣服，先生从怀里摸出两张早就准备好的肉票和布票，塞进小刘手中，说过年了去解解馋，到商店做一件新衣服。一边说，一边转身穿着白大褂，准备查房。小刘手里拽着两张已经起皱了的票，望着先生深沉的背影，眼睛湿润了。他知道在那个年代，先生家里也不容易，还有几个子女要供养，自己本身又有那么多不足……想着想着，小刘入了神。这时先生转过身，笑道："还不准备一下跟着查房？"小刘回过神："哦，好好。"跟在先生身后，小刘的眼神更加坚定了。

　　大年初一是一年之中的第一天，当人们忙碌了春的播种，经历了夏的耕作，满足于秋的收获之后，终于可以在这安谧如思、温馨热情的节日里闲下来，平日各自忙碌的同事们也终于有机会轻松地坐在一起，大家的热情早就温暖了冰冷的双脚，纷纷述说自己这一年在临床上的心得体会。聊家常成为大年初一一道独特的风景。大家嘴里跳跃着家中趣事，话语中透着欢快的语调。肖正安先生坐在同事中间，一一询问了同事家里孩子的学习情况和老人的身体状况。先生说，没有信仰的夜晚是凄冷的，没有仁慈的医生是残缺的，没有关爱的医院是涣散的。关爱是一把钥匙，打开同事之间的心灵房门；关爱是一座桥，连接同事的心灵两岸；关爱是一炬火焰，照亮同事前行的道路。一声叮咛，一句问候，一丝牵挂的眼神，一次温柔的拍打……关爱，从来就不拘于一种形式。

很快，中午到了，肖正安先生从储物柜里拿出他珍藏已久的东西发给大家，有糖、猪舌、猪肝、猪头，有腊肉、香肠、花生，还有饺子。虽然大家都早已知道会有这么一幕，但还是难以掩饰心中的惊喜。同事们品味着香喷喷的香肠腊肉，围在一起煮饺子，心随锅里奔腾的水而烧得滚烫。先生语重心长地说："从事医疗工作，特别是中医，是孤独的，是艰难的，这正如去登山看日出，道路崎岖不平，阻碍一个接一个，很多人因为困难而放弃了。但是只要我们有信仰，克服困难，坚定不移地走下去，希望就在前方。从事中医工作，我们要有信心，坚持就能看见日出。"大家看着寒冷中尽显孤艳、寂寞中彰显妩媚的数点梅花，若有所思。

窗外漫天飞舞的雪花悄无声息……

三、假儿子

肖正安先生的学术传承方式，有家传，有研究生教育，还有科室同事，特别是青年教师和医生的学习，儿科教研室的很多老师都跟诊及抄方比较长的时间，蒋红斌就是当时比较典型的一个例子。

1984 年，蒋红斌从成都中医学院毕业后分配到儿科教研室工作。当时教研室男生较少，蒋红斌就特别受先生的青睐，跟诊时都是坐在先生旁边。因其长相也有点像先生，时间长了，患者都以为他是先生的儿子。或许是由于这些"先天优势"，蒋红斌更加刻苦钻研学术，其在中医学习中的进步可谓一日千里。细思量，其实更离不开先生的"教子有方"，日复一日，这个"假儿子"在先生的悉心栽培下学有所成，并未让先生失望。蒋红斌在跟诊时，都会细心观察，学习先生的一招一式，"望、闻、问、切"无一不心领神会。

众所周知，中医之精妙，源自构建在古代哲学思想之上的独特理论体系，整体恒动观就是其代表，而如何学习、领悟整体恒动观等中医理论是学习中医的精髓所在，亦是难点所在。在这个学习过程中，不仅需要学生的勤奋与悟性，也需要老师有效的教学方式、方法。先生为了能够更加形象明了地将博大精深的中医理论传于学生，除了在三尺讲台上生动透彻地讲述，还在临床处方用药之余及时地说明他多年临床积累领悟到的临证思路，这使得坐在先生旁边的蒋红斌醍醐灌顶，受益匪浅。在平日的教材学习中，蒋红斌学到的是疾病的一般规律，而在变化万千的临床实践过程中，很少会有病家依照课本所述"规范地"生病。这时，如何在纷繁的症状中做取舍，从而拨云见日，抓住真正的病机所在而收取良效，是对蒋红斌的考验，亦是对先生教学水平的考验。先生以其厚实的中医理论基础知识和丰富的临床经验，更以其甘为红烛的胸怀，深入浅出，字字珠玑地讲授如何诊治、用药遣方，使这个"假儿子"知常达变。如对于哮喘，医者通常认为其产生与伏痰有密切的关系，治疗以朱丹溪"哮喘专主于痰"之说为据，但在临床上有时却获效甚微。先生在这常理之上更加深入地看到影响疗效的问题所在，每每此时，他便会用慈祥但不失严谨的学术语言告诉学生他的感悟："哮喘要发生必然有宿根，而哮喘宿根'医三误'是一个重要原因。医三误是指：透邪不彻，过用酸收，禁忌不足。"常言道，"授之以鱼，不若授之以渔"，先生确是良师。

或许因为坐得近，蒋红斌向先生请教问题是最多的，被提问也是最多的。先生很重视学生对经典的学习，所以大多围绕着经典的相关内容提问，倘若学生论述尚佳，先生则喜笑颜开，借题向大家延伸更多的知识，但若学生未能回答出，先生便会严厉地批评其学习不够踏实。所以在跟诊之余，这个"假儿子"勤奋好学，熟读经典，博览古籍，以备老师的提问。跟诊之时，蒋红斌还将自己从书本上看来的所思所感与临床实际结合起来，有不懂之处便向先生请教，经过认真思考的问题，无论其是否有些幼稚，都会博得先生的赞赏，先生更是耐心细致地讲解，毫无保留。性情中人如先生，爱才似子亦如先生，也许唯有这样师生互动的教学，这般的教学相长才是塑中医人才的不二法门。可蒋红斌毕竟是年轻人，自然也会犯错误，中医书籍汗牛充栋，在浩瀚的书海中，很容易因为临证较少，思维理论不够完善而偏执一家之言。先生为师之高明正在此处体现得淋漓尽致，他常常云淡风轻、轻描淡写地问旁边的蒋红斌："最近在读什么书？"并让他谈谈读后的体会，若是发现这位"假儿子"对某家之言太过痴迷，便会严厉地指出。因为先生深知，对于中医之理论，尤其年轻医生，应该博采众长，切不可偏执一理。先生这样及时地"悬崖勒马"，补偏救敝，让这位"假儿子"少走很多弯路，更为重要的是，这样的教诲对于一位年轻中医的医学理论体系的构建是何等的幸运。再者，大医精诚，先生身体力行，为年轻的中医做着最强有力，最震撼人心的榜样。

由于儿科的接诊对象为小儿，五脏未全，生性胆怯，见到穿着白大褂的医生，常哭闹不止，所以诊室总是十分吵闹。先生临诊，从未因此而烦乱或发脾气，相反，他对待每一个小儿和他们年轻的家长无不耐心地询问，认真地解释，每每逗乐小儿，使诊室洋溢着温馨与祥和的气氛。为医先为德，育人先树德，这些都体现在肖正安老先生行医教书的点点滴滴之中。

蒋红斌，人们或许认为他因为样貌有几分像先生，或许认为他因是科室中为数不多的男生而受先生喜爱，但其实蒋红斌只是先生教书育人过程中的一个缩影。先生对待每一位真心学医的人都是如此，在不经意间流走的岁月中，成就了满天下的桃李。诲人不倦，肖正安先生当之无愧。

四、情系师母——脚踏车上的情和爱

肖正安先生在成都中医学院成立后即调入学校，开始了繁忙的教学和医疗工作。当时师母还在金堂，后迁至什邡，离成都五六十公里。当时周末休息只有一天，先生总是凑足两天就回家一次。当时的交通也不发达，要坐一次公交车回家也特别不易，于是肖正安先生就骑脚踏车回家。因白天教学与临床工作太忙，加上路上骑车得四五个小时，到家的时候经常是半夜甚至第二天天明了。

先生的脚踏车，从他结婚开始一直蹬到婚后好几十年，脚踏车没有停下来过，后座上的人也从来没有更换过。先生从来话不多，但他说过，他的脚踏车一生只会载两个女人，母亲和夫人。先生的脚踏车，在以后的岁月里，成了联系先生和师母的一条纽带。不断旋转的车轮，承载的却是先生的归心和师母的期盼。

那样的年代，那样的感情，平淡却深刻。

夏天的夜晚，先生骑着车，风一般掠过乡野，远远地已经看到家里的灯还亮着，先生心里一阵感动又一阵心疼，停好车轻轻走进屋子，师母已经在灶台上热着饭菜，"快洗洗脸，赶紧吃饭"，师母一边麻利地翻着锅里，一边用眼神示意先生去洗脸，先生顺着师母眼神的方向，看见屋子一角的洗漱架上已经摆好了毛巾和一盆正冒着热气的水。

洗过脸，饭菜已经摆好，师母又赶紧出门去检查脚踏车，看看轮胎是否有气，刹车是不是好的……突然在脚踏车前面的篮子里，师母看到了一样东西，眼睛一下就湿润了，心里一股一股暖流在翻涌。这天，恰是师母的生日。

擦好车，师母清了清嗓子，拿着东西回到屋里。洗碗，刷锅，两人无言。

师母是地道的农村妇女，样样农活都做得井井有条。师母通常一早就上山去田里干活，一整天都不回家，中午就啃几个馒头，喝点凉开水，下午接着干活。长此以往，师母的胃变得很脆弱，常常隐隐作痛，每次发作师母都是自己揉一会儿，缓解了就又继续干活。先生今晚带回的东西是一个保温杯，有了它，师母以后再也不用在劳累后喝凉水了。师母懂得先生的心意，先生再忙，也总是惦记着她的健康，她觉得自己是无比幸福的。

案旁，师母铺好纸，摆好笔，点灯旋墨。先生习惯晚上抄一点医案再休息。只见先生嘴角微微上翘，蘸墨，起笔，折峰，行笔，顿笔，回锋收笔，如行云流水般，一行字跃然纸上。然而，这次先生写的却不是医案：知我意，感君怜，此情需问天。师母不识字，但却知道这句词一定是写给她的，因为笔画里有先生无言的温柔。也许这就是默契，一个眼神，一个动作，对方就能懂。师母走到先生身旁，轻轻握住先生的手，四目相对，相笑无言，时空似乎在那一瞬间静止了。燥热的空气似乎也流去了别处，此刻只剩屋外的蛙叫声在此起彼伏……

第二天，先生和师母都早早起来，师母做饭、洗衣，先生担水、劈柴，骑着车载着师母去田里掰今年成熟的玉米，与在成都时候的他相比，完全是另一副模样。黄昏时分，师母在灶台前透过窗户往外看，见先生坐在院子里正在一颗一颗地将玉米粒从玉米棒子上掰下来，笑容又爬满了嘴角。晚饭后，先生骑上脚踏车准备离开，师母将一罐咸菜放到车前篮子里，嘱咐一句：路上注意安全。

先生的脚踏车在乡间路上扬起一溜灰尘。直到看不见灰尘，师母才转身回到屋子里，继续未完的家务。

先生的脚踏车，在那一段艰苦的岁月里，给了师母等待的信念。脚踏车一次次地将先生带回到师母身边，也给这平凡的日子增添了无尽的期盼。后来的日子好了，先生和师母终于团聚，先生再也不用骑车几个小时回家。那时脚踏车也已经残破不堪，但先生没有扔掉脚踏车，一直珍藏着。先生也始终遵守自己的诺言，脚踏车的后座只载两个女人，母亲和夫人。

五、细心与精算

20 世纪七八十年代时，天空是蔚蓝色的，西下的夕阳给天幕染上了一层淡淡的金色，十分好看。傍晚的风徐徐吹来，消了暑气，散了蝉鸣，也抚慰了蜀人心中的烦闷。浓浓绿荫下的医院大楼里，一位身穿白大褂，神色和蔼的中年大夫正在和周围的年轻医生们低声说着些什么……

"小王，今天下午刚收进来的患者是由你负责吧？下的诊断是不是热证哮喘？"大夫问道。"是的肖主任，我们下了诊断也确定了药方，患者服了两剂，现在已经好转了很多。"那名被唤作小王的医生认真回答道。"哦，那就好，不过你们要时刻注意病情变化。小刘，你管的那一床患者今天下午我去看了看，你的用药大致方向是对的，但是有两味药的量还是不太好，你先不忙去煎药，今晚好好想想，我明天再来跟你讨论一下。还有，病历一定要认真写，上次那种写错检查结果的错误可不能再犯了。"大夫认真地看着手中病历本，又看看离他最近的那名年轻医生，年轻的刘医生脸一红，低头说道："老师您放心，我不会再犯那样的错误了！"大夫笑了笑："那就好，时间不早了，都去吃饭吧，我也要下班去买菜了。"说着，肖先生脱下了白大褂，整理后挂在办公室的衣架子上，又从办公桌下摸出一杆大称别在腰间，穿着他那件洗得有些泛白的蓝色短袖慢慢走出医院。刚刚来中医院上班的护士小文看见了肖先生腰间的秤杆，很是不解，一直目送着肖先生离开医院才把视线收回，一转头正好撞上护士长蔡姐的目光，蔡姐笑了笑，叮嘱小文认真工作，没有解释什么，却在转身的时候默默叹了口气。

"刚刚摘下的黄瓜，好吃得很！先生您看看，要不要称一斤？"男人走上前看了看，点点头，"好嘛，称一斤。"小贩手脚麻利地称好装好，递给他。可他并不忙接过，反手将腰间别着的秤杆摸出来，仔细称过重量才将怀中的钱包掏出来付钱。小贩的脸上有些尴尬，倒也没说什么，可他身边的另一个小贩有些看不过，正要说话，被他用眼神制止了。男人不以为意，对他们笑了笑后向前走去。被制止的小贩有些不平："哎呀，你为啥子不让我说话，整个菜市哪个不晓得你家的称最是公道！""你懂啥子，刚刚那个是省中医院的儿科大夫，我记得是姓肖。这个肖大夫不得了，年前治好了我楼下那家娃儿的怪病，看到他们家的情况还免了医药费！"另一个小贩回答，想了想又添了一句，"前几天不是才上过报纸，记者都夸他医术高明，宅心仁厚嘞！"被制止的小贩说："原来是这个样子哦，那他为啥子逛个菜市还要自己带秤杆子？""这个我咋晓得，大概是名老中医都有些小怪癖，正常得很！"周围的小贩都发出些善意的笑声，但这并没有被已经走远了的肖先生听见。"家里的两个娃儿吵了两天要吃西瓜，天气又这么热，干脆买一个回去吧。"心里想着，肖先生举步向水果摊走去。

蓉城的夜晚是属于雨的，今夜也不例外。昏黄的灯光下，肖先生在检查学生们书写的病历，神情专注。师母则就着灯光在缝补着衣物，先生的衣物都被师母缝补过多次了，她也向先生提过许多次，可不到不得已先生是不会为自己添置新衣的。师母望着先生认真工作的背影，笑了笑，低下头继续手中的针线活，那针脚细细密密，承载了浓浓的感情。

雨依然温柔地下着，伴着先生桌上昏黄的灯光和孩子们轻轻的嬉笑声，温柔地下着。

太阳轻快地升起，成都也迎来了新的一天。今天是护士小文值班的日子，刚刚来到中医院工作的她就已经听说了很多关于肖主任的故事。十一床的小患者才刚刚好，他的爸爸妈妈每次看到肖主任都热泪盈眶地再三道谢；前两天出院的小姑娘本来是没有钱继续治疗的，如果不是肖主任私下帮助，她可能已经不行了；前段时间医院要修建病房，一度遇到了资金困难，还是在肖主任的帮助和号召之下才能继续进行；每年的大年初一，大家都有着特别的期待，肖主任总是会带些年货来和大家共同迎春；是的，肖主任的学生说主任总是在生活和学习上无微不至地照顾他们，虽然严格要求，但更多的是关怀和爱护，大家都很爱戴肖主任……正想着，先生已经穿着白大褂来查房了，周围都是他的学生们，整个氛围严肃认真，学生们或在小声讨论，或在认真听着先生的讲述。小文望着翻阅着病历本的肖主任，不知怎么的，想起了肖主任那一件件泛白的衣服，那一杆别在腰间的大称和那一件件在同事们之间流传着的善举，眼眶有些湿润。一瞬间，小文仿佛明白了些什么，她久久不语，而后更加认真地投入了自己的工作之中。下班后，她去买了些水果，悄悄放在新入院那个瘦小男孩子的床边，又悄悄地走了。

窗外的蝉鸣声还在继续，办公室内伏案工作的先生抬头看了看碧绿的树叶，笑了笑，又继续埋首于工作之中。有些东西正悄悄地在整个科室之间流淌，凉悠悠的，沁人心脾。

六、忌西药

肖正安先生有句口头禅——"忌西药"。每次先生临床应诊开完处方后，患者都会问先生须要禁忌些什么？先生总是笑着回答："忌西药。"这个看似简单的问题，如果没有扎实的中医功底、过硬的诊治功夫、极好的临床疗效，是不可能回答得这样胸有成竹的。

曾经有一位哮喘患者，看完病后问先生禁忌什么。患者满以为先生会对饮食方面做些详细交代，结果先生回答的却是忌西药，尤其是激素和抗生素。患者问："行吗？"先生答："试试看！"第二次诊病时，患者连称好好好。曾有个腹泻半个月的小孩，处方后先生嘱咐忌西药，尤其是思密达之类的肠道保护剂，是碍邪外出之物。诸如此类的病例禁忌比比皆是。

白发苍颜、慈眉善目、高风清节、术精岐黄的肖先生已去世数年，每每想起他时，我们都会充满敬仰、敬佩、惊叹之情。敬仰他不入俗流的清贫，敬佩他捐款时的仁爱慷慨，惊叹他走纯中医、纯中药治疗之路的执着。

远远地，仿佛看到一位两鬓斑白、精神矍铄的老人正在检查药柜中的每一味中药，悉心观察药物的质地、纹理，细闻药物的气味，不时取少许药材放入口中品味，药味余香残留齿缝之间，浅浅的一丝微笑展现在那饱经岁月洗礼的脸庞上。这笑容是满意，是钟情，是心情愉悦的表现，而后他慢慢掏出藏于腰间的长杆烟，来上一口，甚是满足。对，这就是先生。在先生眼中，每一味中药都有它独特的味道与作用，每一个方、每一个症都能双双呼应。60余年磨一剑，先生的精湛医术如淡淡花香，持久又深入人心。从医生涯，他坚持只用传统中医的辨证论治理论治疗儿科诸症，运用地得心应手，游刃有余，只用精当的中药配伍来治疗所有疾病，他的坚持和临床疗效是成正比的，慕名而来的患者不计其数。他不用西医的辅助检查，不用抗生素、激素、维生素，更不用输液及打针这些方法，唯用纯中药治疗，不是因为常人所想的狂妄，更不是因为冥顽不灵排斥西医，而是因为那钟情于中医的执着，因为有出神入化的医术。内心纯净如他，倾囊相授如他，无私奉献如他，肖先生凭借自幼积累的传统医学知识和独有的临床心得与经验攻克无数小儿疑难症，潜心研究小儿热、咳、喘、泻等症，加上肖氏家传秘方，药到病除。他医咳不止咳，治泻不止泻，突破常规，疗效神捷；发热、腹泻疗效奇特，堪称一绝；熬药、服药及护理方法都有家传秘诀。无数患者的致谢和省级、国家级嘉奖充分证明了他坚定纯正中医之路和坚信中医疗效的成功。先生喜爱中医，喜爱中药，对纯中药治疗诸症信心十足，无论是何种疾病，他都坚持建议患者忌西药，在服用的也停止使用，常人或多或少会有疑问，但他的多数患者都遵从建议，停服西药。事实上，先生用纯中药治疗的诸病，临床疗效极佳，铁真真的事实最能让患者信服。例如治疗小儿哮喘，西医通常是激素长期吸入治疗，根据患儿发作情况逐渐调整激素用量，这就涉及小儿治疗的依从性，喷药对小儿是痛苦并执行困难的，小儿看到喷筒就哭，对其心理健康有一定影响，家属心疼孩子，操作时很多不按医生指导的方法实行。而先生家传秘方"断哮丸"治疗此病，不仅能健脾补肾，益肺气，亦能使小儿哮喘断根，并能预防感冒。中药丸剂好服用，对于这类慢性疾病而言最好不过，小儿不抵触，家属执行也轻松，更能从源头上治疗好此病，一箭三雕，何乐而不为。

那么，忌西药的治疗效果怎样呢？有这样一个病例：饶某，女，8岁，1984年8月15日诊。患儿3个月前因游泳后发热，体温39℃，恶寒，头痛，无汗，口干，即在本厂医院口服阿司匹林、肌注庆大霉素、静滴氢化可的松等，高热持续不退。现诸症如前，且心烦，干呕不食，小腹胀满，大便3天未行，咽喉红赤，唇红干燥，舌质红，苔黄厚。血常规：白细胞6.1×10^9/L，中性粒细胞百分比43%，淋巴细胞百分比55%。诊断：表里俱实证。治法：表里双解。药用防风通圣散加减，具体药物：防风、荆芥、射干、赤芍、麻黄各10g，大黄6g（后下），芒硝10g（冲服），连翘15g，栀子8g，石膏20g，板蓝根25g。服药1剂后，得汗畅，当日下午泻下 4 次，是夜体温 36.5～37℃。现神差，咳嗽，咽干，不思饮食，大便稀，咽喉红赤，舌质红苔薄微黄，脉数。仍余热未尽，治以清热利咽，选银翘马勃散加味：金银花、连翘、玄参各 15g，射干、牛蒡子、黄芩、桔梗、建曲、麦冬各 10g，山楂、竹茹各 12g，板蓝根 20g，服 2 剂而愈。先生考虑小儿体属"纯阳"，外感寒邪，多从火化，每见表寒未罢，旋即里热成实，致表里俱实。此时若唯解表，更恐里热更炽；若唯清里，则虑表邪难解。倘能表里同治，则可事半功倍。治疗中嘱咐患儿家属忌服西药，患儿在之前西药治疗宣告退热失败后接受先生纯中药和忌西药治疗，效果是有目共睹的，当然这只是先生"忌西药"治疗取得良好疗效的临床病例中的一例，可谓沧海一粟，只属冰山一角。普通资历的医生哪敢如此，唯有拥有过硬中医本领和良好临床疗效经验的先生才敢。忌西药不仅是口忌，更是心忌，忌掉了对纯中药治疗的不信任和对西药治疗快捷有效的盲目迷信，打开了纯中药治疗和调护的新局面，坚定了我们这些后辈对中医未来发展的希望。良医不仅能治病，更能治心。这在先生身上体现得淋漓尽致。

考虑周全，细心入微，妙手仁心说的就是先生。"纯中药、忌西药"治疗疗效喜人，甚至惊人，这不是传说，而是他医术精湛的体现。偏爱中医、执着中医的坚持与坚守，有力反击了认为中医不能治疗急证的狭隘观点。寥寥数笔只是简单记述了先生的坚持，他老人家的高尚医德与人品还需我们从他的著作中去细细体会。在此再次表达对这位老前辈的尊敬，我们将铭记先生的教诲，为中医事业努力向上，并将他坚持使用纯中药治疗的伟大精神发扬光大。

学术年谱

川派中医药名家系列丛书

肖正安

1928 年，出生。

1933 年，5 岁。入私塾启蒙，始习《幼学故事琼林》《鉴略妥注》《声律启蒙》，继而学读四书五经。

1943 年，15 岁。拜金堂名医胡纬堂为师，学习中医。

1946 年，18 岁。开业，独立应诊。

1952 年，24 岁。参加金堂县"预防医学训练班"的学习。

1953 年，25 岁。进入温江专区（现成都市温江区）"中医进修班"，学习西医学理论。

1956 年，28 岁。考入成都中医进修学校。

1957 年，29 岁。从成都中医进修学校学成结业，应聘至成都中医学院工作。

1958 年，30 岁。发表《营卫争鸣——我对营卫气血之体会》。

1960 年，32 岁。发表《加减三棱丸治疗小儿吐积》。

1965 年，37 岁。2 月，发表《小儿麻痹症的理论探讨及临床经验介绍》；6 月，发表《中药治疗"毛发角化病"一例纪实》。

1976 年，48 岁。主编《中医儿科学》（四川人民出版社）。

1979 年，51 岁。3 月，发表《小儿肺炎的临证分型和病案举例》；4 月，发表《小儿肺炎证治初探》。同年，任《中医儿科学》（上海科学技术出版社）编委。

1980 年，52 岁。发表《治愈小儿发热疑案三例》。

1981 年，53 岁。9 月，发表《小儿指纹诊法初探》；11 月，发表《小儿指纹问题解答》。

1983 年，55 岁。3 月，发表《仲景经方在儿科临床的应用》；12 月，发表《"金水六君片"治疗小儿哮喘 138 例临床初步总结》。

1984 年，56 岁。6 月，发表《小儿高热的发病证治规律》；同年，任《中医儿科学》（人民卫生出版社）副主编。

1985 年，57 岁。1 月，发表《小儿的生理特点》；2 月，发表《小儿的病理特点》；3 月，发表《小儿的病因病证特点》；4 月，发表《小儿诊法的特点》；

5月，发表《小儿辨证的特点》；6月，发表《小儿治疗用药特点》。

1986年，58岁。3月，发表《小儿厌食证》；4月，发表《湿疹诊治》；同年，出版个人专著《四言医学》（陕西科学技术出版社）；任《静安慈幼心书》（四川科学技术出版社）编委。

1988年，60岁。3月，发表《小儿指纹诊法的起源及临床应用》；5月，发表《小儿肺炎证治》；6月，发表《百日咳证治》。

1989年，61岁。主编"中医自学指导丛书"之《中医儿科学》（四川科学技术出版社）；担任四川省中医药学会儿科专业委员会第二届主任委员；同年，退休。

1990年，62岁。6月，创办肖氏儿科诊所。

1991年，63岁。主编"中医精华丛书"之《中医儿科学》（四川科学技术出版社）。

1993，65岁。担任四川省中医药学会儿科专业委员会第三届主任委员。

1997，69岁。担任四川省中医药学会儿科专业委员会第四届名誉主任委员。

2001年，73岁。担任四川省中医药学会儿科专业委员会第五届名誉主任委员。

2005年，77岁。担任四川省中医药学会儿科专业委员会第六届名誉主任委员。

后　记

本书历时数年，终于脱稿，此乃中医传承之幸事！

一本书册，对编撰者而言，是整理历史，对阅读者而言，是传承未来，其重要性不言而喻。

本书整理编撰的对象——肖正安先生，是川蜀蓉城知名的幼科大师，百姓交口称颂的"肖小儿"。其医技精湛，福泽众幼；其德高望重，品润一方；其学宽识广，点拨相代。如许清渠，活水源头。先生治理下的成都中医药大学附属医院儿科，学风朴实，代代相承；先生教导过的成都中医药大学后学，学可致用，绵延锦成；先生影响下的川派中医儿科，学术醇厚，名医辈出。

高山仰止，景行行止。正安先生的医风学貌对后学影响很大，他们对正安先生关于中医的核心与灵魂——辨证施治尤有深刻的理论认识与临床发挥，并以此为基础向每一位学生传道解惑。参与这次整理编撰之后，我们有了更加具象的理解与体会，也愈加意识到了临证恪行辨证施治的重要，这正是对正安先生学术精髓和育人风格的无形传承与有力发扬。

正安先生辞世数年有余，璀璨的学术理论，富沃的临床经验，竟没有一部系统专著镌刻承载而致青史乏存，每令世人惋惜，常使后学不安。适逢四川省中医药管理局"川派中医药名家学术思想及临床经验"研究专项启动，契机难遇，且发扬光大正安先生儿科学术精髓的使命在肩，我们当即决定组织申报，幸得四川省中医药管理局批准实施。通过查阅大量相关文献，进行人物专访，特别是与正安先生亲密接触者交流，我们广泛收集真实资料，经过系统整理、提炼凝练、合理编撰，最终使本书成型。

最全面地展现正安先生简约而不凡的一生，最真实地反映正安先生为川派中医儿科的发展做出的辛勤耕耘，最深刻地挖掘正安先生作为幼科大师对中医儿科的精益见解，是编写本书的愿望和初衷。正安先生的学术精髓终未泯失，是继承川派中医的一大幸事，是振兴川派中医的一大乐事，更是光大川派中医的一大美事。

　　成书在即，感想颇多，感谢四川省中医药管理局科研处的直接领导，感谢"川派中医药名家系列丛书"主编、副主编的反复指导，感谢编写组夜以继日的奔忙，还感动于书文成行、含苞待出的喜悦。谨以此文，是为后记。

本书编委会
2018 年 4 月

附录　方剂组成

二　画

二陈汤：半夏、陈皮、茯苓、乌梅、甘草、生姜。

人参五味子汤：党参、白术、茯苓、麦冬、五味子、甘草。

八仙长寿丸：生地黄、山茱萸、怀山药、白茯苓、牡丹皮、泽泻、麦冬、五味子、益智仁。

九宝汤去乌梅：薄荷、贝母、橘红、甘草、紫苏、杏仁、槟榔、麻黄、半夏、桑叶、官桂。

三　画

三子养亲汤：白芥子、紫苏子、莱菔子。

三皮泻白汤：桑白皮、地骨皮、瓜蒌皮、枇杷叶、甘草。

三拗汤加味：麻黄、杏仁、枳壳、瓜蒌皮、前胡、化橘红、甘草。

三黄泻心汤：黄芩、黄柏、黄连。

上焦宣痹汤加减：郁金、通草、射干、炙枇杷叶、法半夏、藿香、重楼、葶苈子、白前根等。

小青龙加石膏汤：麻黄、桂枝、京半夏、细辛、干姜、五味子、白芍、甘草、生石膏。

小陷胸加大黄汤：黄连、半夏、瓜蒌、大黄。

千金苇茎汤：苇茎、冬瓜子、薏苡仁、桃仁。

四　画

牛黄夺命散加味：大黄、黑牵牛子、槟榔、甘草、海浮石、胖大海、川贝母、天竺黄。

牛蒡甘桔汤：牛蒡子、桔梗、陈皮、天花粉、黄连、川芎、赤芍、甘草、苏木。

升降散：姜黄、僵蚕、蝉蜕、大黄。

化积止泻方：炒山楂、建曲、陈皮、苍术、云苓、厚朴、藿香、木瓜。

化裁杏苏饮：紫苏叶、枳壳、厚朴、桔梗、葛根、前胡、陈皮、姜半夏、杏仁、茯苓。

化裁清络饮：干荷叶、乌龙茶、丝瓜皮、西瓜翠衣、桔梗、杏仁、麦冬、甘草。

六一香薷散：香薷、扁豆、厚朴、神曲、滑石、甘草。

六安煎：陈皮、半夏、茯苓、甘草、杏仁。

六君子汤：党参、白术、茯苓、半夏、陈皮、甘草。

双翘合剂（翘荷汤合银翘马勃散）：薄荷、连翘、生甘草、黑栀子皮、桔梗、绿豆皮、牛蒡子、金银花、射干、马勃。

五　画

玉女煎：玄参、生地黄、麦冬、知母、生石膏、牛膝。

玉露散：寒水石、石膏、甘草。

甘露消毒丹加减：白豆蔻、藿香、石菖蒲、茵陈、连翘、射干、鱼腥草、法半夏、红藤、败酱草、滑石、白花蛇舌草。

本事黄芪汤：黄芪、芍药、生姜、桂心、当归、甘草、麦冬、干地黄、黄芩、大枣。

四二汤：半夏、陈皮、茯苓、甘草、白术、党参、生姜、炒薏苡仁。

四物汤：熟地黄、白芍、当归、川芎。

白虎汤：石膏、知母、粳米、甘草。

加味杏仁滑石汤：杏仁、滑石、黄芩、橘红、黄连、郁金、通草、厚朴、半夏、车前子。

加味杏苏散：杏仁、紫苏叶、姜半夏、陈皮、茯苓、前胡、桔梗、枳壳、厚朴、甘草、生姜、大枣。

加减木贼宣痹汤：枇杷叶、郁金、射干、淡豆豉、通草、木贼、黄芩、半夏、青皮、槟榔、芦根、滑石。

六　画

曲麦二陈汤：陈皮、半夏、茯苓、甘草、黄连、山楂、麦芽、神曲、瓜蒌子、枳壳、青黛。

竹叶石膏汤：竹叶、石膏、半夏、麦冬、人参、粳米、甘草。

华盖散：麻黄、杏仁、甘草、桑白皮、茯苓、甘草。

防风通圣散加减：荆芥、防风、麻黄、连翘、白芍、栀子、大黄、芒硝、石膏、桔梗、滑石、甘草。

七　画

苏陈九宝汤：紫苏叶、陈皮、桔梗、川芎、白芷、杏仁、麦冬、麻黄、茯苓。

杏仁滑石汤：杏仁、滑石、黄芩、橘红、黄连、郁金、通草、厚朴、半夏、炙枇杷叶、车钱草、秦皮、白头翁。

辛凉解表汤：薄荷、蝉蜕、前胡、瓜蒌皮、淡豆豉、牛蒡子、桔梗、山楂、神曲、黄芩、木通、车前子。

沙参麦冬汤：北沙参、玉竹、麦冬、天花粉、扁豆、桑叶、生甘草。

沉瀣丹加减：大黄、黄芩、黄柏、连翘、赤芍、滑石、槟榔、黑牵牛子、薄荷、生地黄、石膏。

补肾地黄丸加味：山药、山茱萸、熟地黄、鹿茸、川牛膝、牡丹皮、白茯苓、泽泻、淫羊藿、巴戟天、补骨脂。

补肺阿胶汤：阿胶、牛蒡子、炙甘草、马兜铃、杏仁、糯米。

八　画

金水六君煎：当归、熟地黄、陈皮、半夏、茯苓、炙甘草。

泻白散：桑白皮、地骨皮、甘草、粳米。

泻黄散：石膏、栀子、防风、甘草。

定喘汤：麻黄、杏仁、桑白皮、黄芩、半夏、紫苏子、款冬花、白果、甘草。

参附汤加味：红参、制附子、龙骨、牡蛎、五味子。

九　画

荆防败毒散加减：荆芥、防风、柴胡、前胡、桔梗、枳壳、黄芩、薄荷，茯苓、甘草。

香砂六君子汤加减：党参、炒白术、白茯苓、炙甘草、藿香、砂仁、化橘红、京半夏。

香薷散加味：香薷、扁豆、厚朴、神曲、滑石、甘草。

保和丸：山楂、六神曲、半夏、茯苓、陈皮、连翘、莱菔子、麦芽。

宣白承气汤：生石膏、生大黄、杏仁粉、瓜蒌皮。

宣痹汤：枇杷叶、郁金、射干、淡豆豉、通草、薏苡仁、杏仁、滑石。

十　画

桂苓甘露饮：肉桂、白茯苓、白术、猪苓、滑石、寒水石、甘草、泽泻。

桂枝茯苓丸：桂枝、茯苓、桃仁、芍药、甘草。

桃红四物汤：桃仁、红花、熟地黄、川芎、当归、赤芍。

柴葛解肌汤：柴胡、葛根、羌活、白芷、黄芩、白芍、桔梗、石膏、甘草、生姜、大枣。

通肺宣痹汤：枇杷叶、郁金、射干、白通草、淡豆豉、杏仁。

桑杏汤：桑叶、杏仁、沙参、象贝母、淡豆豉、栀子皮、梨皮。

桑菊饮：桑叶、菊花、杏仁、连翘、薄荷、桔梗、甘草、芦根、瓜蒌皮、麦冬。

十一画

银翘马勃散：金银花、连翘、马勃、射干、牛蒡子。

银翘散加味：金银花、连翘、淡豆豉、荆芥、薄荷、防风、桔梗、牛蒡、芦根、甘草、青蒿、板蓝根。

麻八味方：麻黄、杏仁、石膏、薄荷、瓜蒌皮、前胡、牛蒡子、甘草。

麻石平喘汤：麻黄、杏仁、石膏、薄荷、瓜蒌皮、前胡、海浮石、金银花、连翘。

麻杏石甘汤加味：麻黄、杏仁、石膏、薄荷、瓜蒌皮、前胡、海浮石、葶苈子、甘草。

羚角钩藤汤：羚羊角、桑叶、川贝母、生地黄、钩藤、菊花、白芍、竹茹、茯神、甘草。

剪梅九宝汤：薄荷、贝母、橘红、甘草、紫苏、杏仁、槟榔、麻黄、半夏、桑叶、官桂、生姜。

清气化痰丸：陈皮、杏仁、枳实、黄芩、瓜蒌仁、茯苓、胆南星、制半夏、姜汁。

清金化痰汤：黄芩、山栀子、知母、桑白皮、瓜蒌仁、贝母、麦冬、橘红、茯苓、桔梗、甘草。

清营汤：犀角（水牛角代）、竹叶心、生地黄、玄参、麦冬、丹参、金银花、连翘、黄连。

清燥救肺汤：霜桑叶、石膏、人参、甘草、胡麻仁、真阿胶、麦冬、杏仁、枇杷叶。

十二画

葶苈丸：葶苈子、马兜铃、紫菀、人参、杏仁、皂荚、白前、甘草、防己。

腊梅解毒汤：腊梅花、金银花、连翘、牛蒡子、射干、黄柏、土茯苓、蝉蜕、紫荆皮、僵蚕、白蒺藜、地肤子。

温阳止泻方：肉桂、干姜、党参、车前子、云苓、防风、白术、甘草。

十三画

新加香薷饮：香薷、厚朴、扁豆、金银花、连翘、荆芥、防风、板蓝根、贯众、柴胡、黄芩、黄连。

新制止嗽散：荆芥、百部、紫菀、陈皮、甘草、桔梗、白前、枳壳、厚朴。